O uso mágico e terapêutico do SABÃO DA COSTA

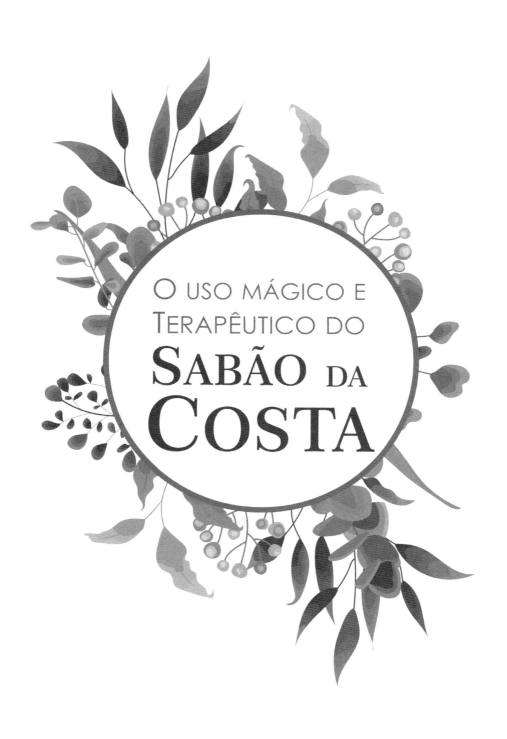

Todos os direitos reservados © 2022

É proibida qualquer forma de reprodução, transmissão ou edição do conteúdo total ou parcial desta obra em sistemas impressos e/ou digitais, para uso público ou privado, por meios mecânicos, eletrônicos, fotocopiadoras, gravações de áudio e/ou vídeo ou qualquer outro tipo de mídia, com ou sem finalidade de lucro, sem a autorização expressa da editora.

Dados Internacionais de Catalogação na Publicação (CIP)

P853u	Portugal Filho, Fernandez
	O uso mágico e terapêutico do sábado-da-Costa / Fernandez Portugal Filho. - São Paulo: Arole Cultural, 2022.
	ISBN 978-65-86174-25-0
	1. Religiões africanas. 2. Religiões afro-caribenhas. 3. Magia. 4. Feitiços. 5. Orixás. 6. Ifá. 7. Candomblé. 8. Tradições Africanas. 9. Terapias alternativas. I. Título.
	CDD 299.6
2022-3805	CDU 299.6

Elaborado por Vagner Rodolfo da Silva - CRB-8/9410

Índices para catálogo sistemático:
1. Religiões africanas 299.6
2. Religiões africanas 299.6

*E de novo acredito que nada do que é
importante se perde verdadeiramente.
Apenas nos iludimos, julgando ser donos
das coisas, dos instantes e dos outros.*

*Comigo caminham todos os mortos que
amei, todos os amigos que se afastaram,
todos os dias felizes que se apagaram.
Não perdi nada, apenas a ilusão de que
tudo podia ser meu para sempre.*

"EQUADOR"
Miguel Sousa Tavares

FUN...

Ọrẹ́ mi tòtọ Pẹ̀lu Gbogbo Àṣẹ́ ọlọrun Ati Awọn Òrìṣà. Ki Olodumarẹ wà pẹ̀lú ìwọ́ ni ìgbá gbogbo. Ãlãfia àti ayọ fun iwọ ni ojojumọ mọ daju wipe Lati wà pẹ̀lú ìwọ́ ni lati wa pẹ̀lú enia ti odara. Mo júbà.

De Fernandez Portugal Filho

PARA...

Meu bom amigo(a) com todo àṣẹ de Ọlọrun e dos Òrìṣà. Que Olodumare esteja sempre com você. Paz, saúde, tudo de bom e felicidade. Para você, todas os dias. Saiba que estar com você é estar com uma pessoa boa e positiva.

Eu lhe reverencio. Meus respeitos.

De Fernandez Portugal Filho

IN MEMORIAN...

Pierre Fatumbi Verger, Almir Roberto de Santana (Ojé Alaran, Oba Otun Kankanfo), Maria Escolástica da Conceição Nazaré (Mãe Menininha do Gantois), Zezinho da Boa Viagem (José Gomes Filho).

Que descansem em Paz.

Ibaye!

AGRADECIMENTOS

Nada se faz sozinho. É pequenez pensar que tudo podemos fazer sozinhos. Estas páginas seguintes seriam poucas para expressar minha gratidão a pessoas que, através das vias mais diversas, colaboraram de forma vívida e incessante para que eu concluísse este texto.

Em primeiro lugar, agradeço a Olodumare, o Grande Arquiteto do Universo. Aqui expresso os agradecimentos mais sinceros a todos quantos, de uma forma ou outra, tornaram possível a publicação deste livro. Inicialmente a todo "povo do santo" que com sua freqüência nos cursos da Yorubana e na UERJ, têm nos prestigiado e, com eles, também tenho aprendido.

Aos meus confrades na Nigéria em **Ijero, Ijebu Odẹ, Ogbomoṣọ, Ileṣa, Ondé** e **Ibadan** e, em especial, à minha família espiritual em Ijero, que não só me ensinaram formulações mágicas, mas sobretudo o ofício de ser discreto para não falar das coisas proibidas.

Aos meus diretores na Universidade de Havana, especialmente o Professor Rubén Zardoya, e sua esposa e minha chefe de Departamento na Faculdade de História e Filosofia, Professora Rosa Maria Lahaye Guerra; a meus colegas na mesma Universidade, Amaury Carbón, Dayse Versalles, Carlos Delgado Perez e Marisa Holguim Montarroyos.

Ao **Dayọ** que sempre tem a gentileza de fazer a correção da língua **yorùbá**.

A todos os Ọmọ Awo e Ọmọ Ifá do Ẹgbẹ Awo Ọmọ Àgànjú Oláṣibọ Àti Bàbá Ọlójugbẹ. Ao Babalawo cubano Lázaro Cuesta Valdés.

A meus Amados Irmãos da Loja "Prudência e Amor".

Aos meus colegas de pesquisa no Centro de Estudos de Africa y Médio Oriente em Havana. Ao Professor Alberto Granado Duque diretor da "Casa de Africa" em Havana, que tão bem me recebeu quando lá realizei uma série de conferências.

Na UERJ o empreendorismo do Professor Mandarino, do Departamento de Ciências Sociais, o apoio da Professora Edna e o entusiasmo da Telma Simoni, foram relevantes para o sucesso de nossos cursos da Tradicional Religião Yorùbá.

Na Yorubana, o apoio fundamental de Fátima Folake Medeiros, Karyna Portugal e Adriana Moreira.

Ao Ricardo da "Academia do Saber" e, como poderia esquecer, ao meu mestre querido o Rabino e Professor Rubén Najmanovich.

E aos queridos amigos de Portugal, novos amigos do velho mundo, a Ifafola, Ifatogun, Ifaniran e Oṣundele.

Enfim, concluo com a expressiva frase de Fernando Pessoa: *"O homem sonha, Deus permite e a obra nasce"*.

Fernandez Portugal Filho

Na muy leal e heroica Cidade de São Sebastião do Rio de Janeiro. Ex-Cidade Maravilhosa, criada por Deus, destruída pelos homens. Julho de 2022

SUMÁRIO

Apresentação 13

Sabão-da-Costa uso, princípios e propriedades 15

Breve histórico sobre as origens do sabão-da-Costa 17

Os yorùbá 19

ÒŞÉ DUDU 21

LIMPEZA ESPIRITUAL 23

FORTALECIMENTO CONTRA MAGIA NEGATIVA 24

QUEBRAR MAGIA NEGATIVA 25

ELIMINAR MAGIA NEGATIVA 26

ELIMINAR DORES NO CORPO 26

ELIMINAR MÁ SORTE 27

ATRAIR BOA SORTE 29

ENCONTRAR EMPREGO 30

ABERTURA DE CAMINHOS 31

ATRAIR DINHEIRO 32

FAVORECER A AQUISIÇÃO DE BENS MATERIAIS 33

MELHORIA FINANCEIRA 34

ATRAIR E AUMENTAR VENDAS 35

AUMENTAR VENDAS 36

SER VITORIOSO NUM PROCESSO JUDICIAL 38

REVERTER UMA SITUAÇÃO CONTRÁRIA 39

VENCER INIMIGOS 40

ACALMAR UMA CRIANÇA 42

HARMONIZAR UM LOCAL 43

PROTEÇÃO CONTRA MAGIA 44

TER TRANQUILIDADE 45

VITALIDADE 46

MELHORAR A VISÃO ORACULAR 48

PROTEGER-SE DE UM LOCAL PERIGOSO 49

SER ATENDIDO NO QUE DESEJA 50

ATRAIR SIMPATIA 51

FACILITAR UMA CONQUISTA AMOROSA 53

ATRAÇÃO AMOROSA 54

CONQUISTA AFETIVA 55

AFRODISÍACO 56

AWURE 59

CORTAR A FORÇA DO INIMIGO 61

LIVRAR UMA PESSOA DE MALDIÇÕES 62

CONTRA INVEJA, OLHO GRANDE E INIMIGOS 65

PROTEÇÃO CONTRA INVEJA E FOFOCAS 66

PROTEGER UMA CASA 69

ELIMINAR MAGIA MALÉFICA 71

ELIMINAR PERSEGUIÇÃO, ATRAVÉS DOS ÒRÌṢÀ ÒGÚN

   E ÒṢÚN 73

ELIMINAR MAGIA MALÉFICA 76

BEBERAGEM PARA ELIMINAR MAGIA MALÉFICA 78

INFUSÃO PARA ELIMINAR MAGIA MALÉFICA 80

UNGÜENTO PARA NÃO DEIXAR QUE MAGIA MALÉFICA

   PREJUDIQUE UMA PESSOA 81

CORTAR PERSEGUIÇÃO 83

ELIMINAR IKAMBURUKU 85

LIMPAR UMA CASA COMERCIAL OU RESIDENCIAL

   ATRAVÉS DO ODÙ ÒKÀNRAN-ÒWONRÌN 87

VENCER UMA BRIGA JUDICIAL 89

ABERTURA DE CAMINHOS, DESENVOLVIMENTO
FINANCEIRO E ABERTURA DE PEQUENA EMPRESA.. 91

ABERTURA DE CAMINHOS ATRAVÉS DE BÀBÁ ẼGÚN
OLULANÃ 93

ABERTURA DE CAMINHOS ATRAVÉS DA ÒRÌṢÀ ỌYA .. 95

ABERTURA DE CAMINHOS 98

ABERTURA DE CAMINHOS 101

ABERTURA DE CAMINHOS 103

ABERTURA DE CAMINHOS 104

ABERTURA DE CAMINHOS ATRAVÉS DO ODÙ IKÁ-
MÈJÍ 106

AGILIZAR E FACILITAR A OBTENÇÃO DE FAVORES ... 109

NOVAS CONQUISTAS 111

ATRAIR COISAS BOAS 113

TORNAR UMA SITUAÇÃO FAVORÁVEL 114

ATRAIR COISAS BOAS 116

ATRAIR BOA SORTE, DINHEIRO E COISAS BOAS 117

ATRAIR BOA SORTE ATRAVÉS DO ODÙ ỌFÚN MÉJÌ. 120

PROSPERIDADE ATRAVÉS DE BÀBÁ ẼGÚN ỌLÚLANÃ
.... 121

PROSPERIDADE ATRAVÉS DO ÒRÌṢÀ ỌBATALA 123

AUMENTAR FLUXO DE DINHEIRO E CLIENTELA 125

PROSPERIDADE 127

PROSPERIDADE ATRAVÉS DO ODÙ ÒBÀRÀ-MEJÌ 128

Saber Pedir, Receber e Agradecer 133

Ecologia e Cultos afrobrasileiros........................ 134

Yorubana: uma Nova e Moderna Perspectiva do Ensino Afrobrasileiro e Tradicional Religião Yorùbá 138

APRESENTAÇÃO

Inicio a apresentação deste livro não apenas como mais um novo trabalho, mas com a certeza de apresentar a toda a comunidade afrodescendente e, sobretudo, aos praticantes do Culto aos Òrìṣà, novas formulações rituais, aqui no Brasil, mas, bastante antigas entre os Yorùbá, que permitissem uma melhor interação com o culto aos Òrìṣà. Este trabalho é fruto amadurecido de diversos ensinamentos com meus confrades Aworo, Babalawo e oniṣegun na Nigéria, especialmente a partir de 1994. Munido destes ensinamentos publiquei uma apostila de mesmo nome, que serviu de texto base para inúmeros cursos dessa temática para iniciados nos cultos afro-brasileiros.

Uma grande parte dos alunos não tinham conhecimento da importância do sabão-da-Costa, suas propriedades terapêuticas e religiosas. Uma vez que o uso e prescrição do mesmo não havia alcançado suficiente compreensão e reconhecimento em nosso meio, só uns poucos sacerdotes yorùbá no eixo Rio-São Paulo o usavam com freqüência, e em virtude de que nenhum ẹbọ termine sem que nós tenhamos que nos banhar com sabão-da-Costa. Ele é a finalização de todo ẹbọ, quer seja no Culto aos Òrìṣà, Ifá, Egungun ou Iyami, e de suma importância seu uso.

Quando já concluía o esboço final deste trabalho, considerei pertinente a inserção de uma monografia de forma apostilada publicada pela Yorubana em 1999 intitulada "Magia Yorùbá – Volume IV", pois a mesma, já esgotada em sua versão

O USO MÁGICO E TERAPÊUTICO DO SABÃO-DA-COSTA

original como apostila, após as correções de praxe e novas inclusões, serviriam sobremaneira para o mesmo aprendizado do qual o livro em epígrafe serviria: permitir ao leitor compreender como utilizar-se completamente destes ensinamentos.

Além das fórmulas propriamente ditas, considerei importante o texto relativo aos yorùbá; embora resumido, ele transmite os primeiros ensinamentos acerca desta etnia. Além disso, uma breve e histórica explicação sobre a origem do sabão-da-Costa embasa o trabalho, tornando-o seguro sobre distintos aspectos: o histórico, o antropológico e o religioso.

Um convívio íntimo com os yorùbá, na Nigéria e aqui no Brasil, nos últimos vinte e cinco anos, favorecem sobremaneira a definição de meu campo de pesquisa e o desenvolvimento desse projeto, como tantos outros. Um amplo glossário comentado e uma alentada bibliografia, estimulam o leitor a novos estudos. Para finalizar o texto "Sabão-da-costa: princípios, usos e propriedades" define bem as possibilidades de seu uso.

Ire o
Aşę o,
Mafęręfun Olodumare
Mafęręfun Ǫbatala
Mafęręfun Orunmila

SABÃO-DA-COSTA
USO, PRINCÍPIOS E PROPRIEDADES

Sabão-da-Costa, ọṣẹ́ dudu em idioma yorùbá, literalmente significa "sabão negro"; É um sabão consistente de origem africana, as vezes em pó, comum em todos os mercados populares em diversos países do continente. Os originais são feitos de forma artesanal, com gordura animal; é pastoso e faz bastante espuma, podendo ser associado a ervas secas, especiarias, azeites, óleos, pós vegetais, minerais, ossos de diversos animais, sangue de animais, enfim, uma infinidade de elementos que os Babalawo utilizam para as mais distintas finalidades.

Como toda arte mágica, ao preparar o ọṣẹ́ dudu temos que ter cuidado ao misturar os ingredientes para que possamos alcançar os melhores resultados. Devemos, com atenção, conhecer previamente a potência de cada elemento, para só então sabermos que, reunidos, produzirão os efeitos desejados. Para isso, não é suficiente apenas misturar os elementos: todo sabão preparado só atingirá seu objetivo se for, após sua finalização, imantado pela poderosa energia do Òrìṣà que você deseja, o àṣẹ.

A observância da luz solar e da energia lunar fazem a diferença. Ao prepararmos o ọṣẹ́ dudu, devemos seguir as indicações como dia, hora etc., pois ao obedecermos a estes aspectos contribuiremos com o sucesso na realização da finalidade a que se destina. Esta responsabilidade, porém, não é só do oficiante, mas também do usuário, que deverá seguir as determinações do oficiante quanto ao dia, hora, mentalização etc. Além disso, tanto o oficiante quanto o usuário, no momento do preparo e do uso, devem ter em mente o que querem realizar através dessa magia.

Evite preparar o òṣẹ́ dudu aborrecido, magoado, preocupado ou irritado, pois, se assim o fizer, o impregnará com sentimentos inferiores. A certeza de que conseguirá seus objetivos ao tomar o banho com o sabão preparado é fator por demais importante. Para cada banho, use um pedaço de bucha vegetal nova ou palha-da-Costa com um pouco do òṣẹ́ dudu distribuído sobre ela. Após o banho, ela deverá, então, despachado no lixo ou em local previamente determinado por Ifá. Ao banhar-se, pense somente no objetivo a ser alcançado, revistindo-se mentalmente com a poderosa energia contida no sabão. Evite comentários posteriores ao uso. O oficiante atento deve, ainda, verificar através de Ifá se haverá necessidade de algum ebọ antes de começar a usar o òṣẹ́ dudu, pois, havendo alguma energia negativa no corpo sutil do usuário, impedirá que consiga alcançar seus objetivos.

Depois de preparado, seu uso é simples: inicialmente tome banho de higiene corporal utilizando preferencialmente sabão de côco e, em seguida, tome banho com o sabão-da-Costa preparado. Lembre-se, porém, de **não o utilizar nas partes íntimas e nem no período menstrual, em especial as receitas dedicadas à Òṣún ou os Odù Ọ̀fún, Oṣe, Osa e Iká.** Faça e utilize o òṣẹ́ dudu acreditando que conseguirá o que deseja, na proporção exata do seu mérito, e o atingirá: é meu desejo.

BREVE HISTÓRICO SOBRE AS ORIGENS DO SABÃO-DA-COSTA

No início do século XVI navegadores ibéricos, por falta de conhecimento geográfico, passaram a designar genericamente toda a costa atlântica africana e seu interior imediato como "da Costa". Naturalmente, tudo o que dali procedesse possuía a mesma denominação como "da Costa", e isto não foi só para o sabão, mas também outros artigos como, pano-da-Costa, pimenta-da-Costa, limo-da-Costa, esteira-da-Costa etc.

Segundo diversos historiadores, o sabão-da-Costa era importado pelo Brasil desde o ano de 1620. Nesta época, ele era procedente de países como Gana, Camarões e, principalmente, da Nigéria, grande produtor; o antigo Daomé (atual, República do Benin) e Togo, também produziam sabão, o dito "da Costa", trazido pelos escravizados e seus algozes traficantes.

No livro "Casa Grande e Senzala", o clássico estudo de Gilberto Freyre, este grande erudito nos informa que, no Brasil, o sabão-da-Costa passou a ser vendido ao povo em geral, notadamente nas ruas do Rio de Janeiro, por escravos libertos logo após a abolição da escravatura. No início dos anos 70 poucas eram as lojas que o tinham para venda; a partir de então, com a chegada massiva de nigerianos que aqui vieram para estudar em diversas Universidades, iniciou-se um intenso comércio não só do sabão-da-Costa, como também de muitos outros artigos religiosos. Neste sentido, o Mercadão de Madureira e seus arredores são, sem dúvida, é o maior centro difusor destes produtos.

O USO MÁGICO E TERAPÊUTICO DO SABÃO-DA-COSTA

Desde então, no Brasil, dadas as suas propriedades medicinais, terapêuticas e religiosas, tornou-se intenso o seu uso. Entretanto – ou, talvez, justamente por isso -, é bom saber e estar alerta, pois, alguns africanos em conluio com comerciantes inescrupulosos, misturam sabão-da-Costa legítimo com um outro, que é tido como sabão-da-Costa, mas é inferior ao primeiro, e, ainda assim, vendido em larga escala como tal. Se o leitor tiver a oportunidade de visitar a região do Mercadão de Madureira no Rio de Janeiro, cidade de onde escrevo, recomendo encontrar sabão-da-Costa de boa qualidade em dois locais:

- **ILÊ D'ANGOLA**
  Av. Ministro Edgard Romero, nº 239
  Galeria C, lojas 222 e 224 – Madureira
  Rio de Janeiro/RJ - CEP 21360-201
  Tel: (21) 3355-8768 / 3355-876

- **MORADA DO ORÍXÁS**
  Av. Ministro Edgard Romero, nº 244 – Lojas
  C e D (em frente ao Mercadão) - Madureira –
  Rio de Janeiro/RJ - CEP 21360-200
  Tel: (21) 2051-1471 / 99891-0901

Além disso, os leitores de todo o Brasil e do mundo podem, também, **adquirir o sabão-da-Costa puro (para a realização de seus rituais) e os já preparados de acordo com as receitas deste livro, através da internet**, no site da Casa Arole – marca de produtos mágicos e terapêuticos da Editora Arole Cultural -, através do link **www.casaarole.com.br.**

OS YORÙBÁ

Os Yorùbá são, sem dúvida, a etnia africana de maior importância tanto no Continente Africano como também através de sua notória e longeva contribuição na diáspora negra. Muitos outros estrangeiros e brasileiros já se dispuseram sobre eles a escrever e, com propriedade em nossa bibliografia, citamos muitos deles que certamente ampliarão muitos desses conhecimentos. Geograficamente, ocupam grande parte da Nigéria, no sudoeste do país, e em menores proporções, uma parte do Togo e da República do Benin (o antigo Daomé). Sua influência estendeu-se também para além do baixo Niger, em direção ao Norte, adentrando o território Nupé.

Predominantemente pertencem aos estados de Ogun, Oyọ, Ondo, Kwara e Lagos, na Nigéria, onde convivem com diversos grupos étnicos como: onang, botawa, edo, efik, fulani, lonsa, idoma, igbiro, ibibio, ibo, igala, igbo, igbomina, ijaw, ijọ, itsekiri, kanuri, nupe e tiv, cada um desses grupos com sua própria língua, costumes e sistemas de administração tradicional. Destes grupos citados, os mais numerosos são os haussa, os yorùbá e os ibo. A conquista daomeana de parte das terras yorùbá favoreceu a miscigenação entre os grupos yorùbá e fon, tornando-se pouco nítida a linha divisória entre eles. Os yorùbá associam-se em subgrupos Ẹgba, Egbado, Ọyọ, Ijẹa, Ijẹbu, Ifẹ, Ondo, Ilọrin e Ibadan etc.

Sem dúvida seu maior legado é o transcendente processo de transculturação através do Culto aos Òrìṣà.

O USO MÁGICO E TERAPÊUTICO DO SABÃO-DA-COSTA

Quando neles se fala, estamos falando dos Yorùbá, não claro ainda, na historiografia brasileira e em novos estudos antropológicos, nos quadros sinóticos que traçam similitudes entre os Òrìṣà, Vodun e N'Kice e sobre os quais ainda está por se fazer um grande inquérito, com ajuda sistemática de diversas ciências, para um esclarecimento maior a respeito de tais similitudes. Em verdade, foram e são os Yorùbá que deram todo o modelo e toda a infraestrutura para a organização do que hoje chamamos "Candomblé" no Brasil. Todo o simbolismo, o lendário, e a parte material de fixação de forças preter naturais chamados "Òrìṣà" através dos Ojubọ ou Ajobọ – os "assentamentos" - são, na verdade, engenhosas e inteligentes justaposições, mais do que provadas e comprovadas por seu uso religioso, de origem yorùbá, além, é claro, de outras liturgias.

Por este motivo, não é propósito deste trabalho em breves linhas aprofundar-se no tema, mas o acima dito é apenas um dos muitos aspectos que justificam o que disse. Pode parecer, em algum momento, proposta de desqualificar as etnias, mas o contrário do que podem inferir como proselitismo o tempo se encarregou de mostrar a realidade dos fatos.

Fernandez Portugal Filho

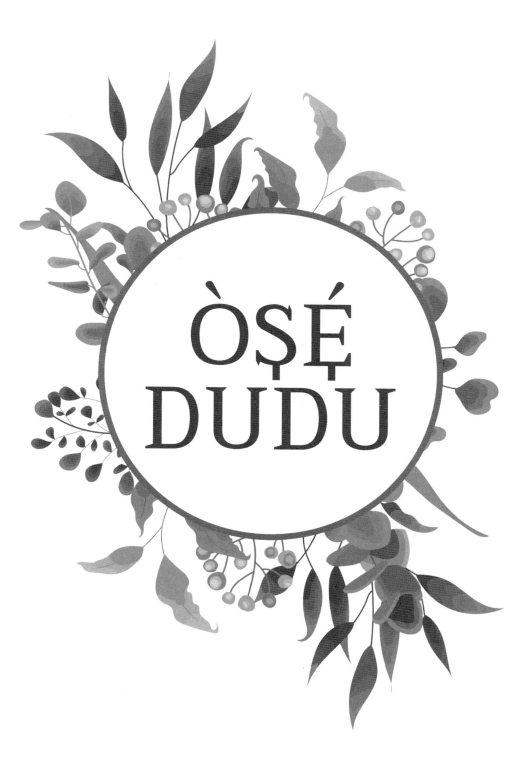

As receitas deste capítulo foram organizadas de maneira a ensinarem a confecção dos diversos tipos de òṣẹ́ dudu da forma mais didática possível. Entretanto, vez que se trata de receitas tradicionais das comunidades praticantes das religiões dos Òrìṣà, é possível que o leitor inexperiente ou não-iniciado estranhe algumas das expressões utilizadas, para o que se propõe a consulta ao glossário comentado, ao final desta obra.

Ademais, é importante ressaltar que o sacrifício animal é prática fundamental e tradicional destas religiões e, por este motivo, seu uso é tratado aqui de forma aberta e honesta. Desnecessário dizer que somente pessoas credenciadas e oficiantes do culto em suas múltiplas condições podem executar estes rituais e, especialmente, os sacrifícios prescritos nas receitas a seguir.

É bom lembrar, ainda, que o uso das terapias tradicionais de origem yorùbá não substituem a medicina convencional, mas são atenuantes em inúmeros casos de êxito no campo psicossomático.

Outro aspecto importante a observar é que a grande maioria dos ingredientes descritos nas receitas não tem indicação de quantidade de uso. Isso porque o importante, nesses casos, não é a quantidade total, mas sim a consistência que o preparado final terá, a fim de você poder utilizá-lo de maneira confortável à pele para banhar-se. Em caso de dúvidas sobre o quanto usar de cada ingrediente, confie na sua intuição!

LIMPEZA ESPIRITUAL

FINALIDADE:
Eliminar a presença de larvas e miasmas astrais que estão provocando inúmeros prejuízos.

MATERIAL NECESSÁRIO:
- 100g de òṣẹ́ dudu
- Uma panela de ferro ou de barro
- Folhas frescas de:
  - ❖ Abre caminho
  - ❖ Pitanga
  - ❖ Vence demanda
  - ❖ Desata nó
- Sal marinho
- Cânfora ralada
- Casca de Mangueira
- Uma cabaça pequena com tampa

MODO DE FAZER:
Torrar na panela as folhas e a casca de mangueira, pilar e peneirar. Acrescentar ao pó obtido o sal e a cânfora, misturando ao òṣẹ́ dudu, para formar uma pasta consistente e homogênea. Acondicionar o òṣẹ́ dudu na cabaça. Tomar banho com este preparado durante sete dias consecutivos, à noite, antes de deitar-se para o repouso noturno. Não utilizar nenhum outro sabão que não seja este.

O USO MÁGICO E TERAPÊUTICO DO SABÃO-DA-COSTA

FORTALECIMENTO CONTRA MAGIA NEGATIVA

FINALIDADE:

Fortalecer uma pessoa vitimada por magia maléfica e que teve a sua parte óssea atingida provocando-lhe dores.

MATERIAL NECESSÁRIO:

- 100g de òṣẹ́ dudu
- Uma panela de ferro ou de barro
- Folhas frescas de:
  - ❖ Malva
  - ❖ Acelga
  - ❖ Couve
  - ❖ Nabo
- Uma cabeça de peixe
- Cascas de amêndoas do dendezeiro
- Uma cabaça pequena com tampa

MODO DE FAZER:

Torrar na panela as folhas, a cabeça de peixe e a casca até conseguir obter um pó. Peneirá-lo e misturá-lo ao òṣẹ́ dudu, acondicioná-lo na cabacinha, deixando por 48 horas aos pés do Ajọbọ Òṣún, imantando-o com as adura do Òrìṣà da pessoa. Após esse tempo, usar para tomar banho às segundas, quartas e sextas-feiras à noite, até o sabão terminar. Verificar no jogo de búzios se é necessário que a pessoa passe por um kòsípàlárà antes de começar a sequência de banhos.

FERNANDEZ PORTUGAL FILHO

QUEBRAR MAGIA NEGATIVA

FINALIDADE:

Eliminar magia maléfica que provocou coceiras no corpo de uma pessoa.

MATERIAL NECESSÁRIO:

- 100g de òṣẹ́ dudu
- Folhas frescas de:
  - ❖ Hortelã
  - ❖ Trapoeraba (Olho-de-Santa-Luzia)
  - ❖ Alho socado (pouca quantidade)
  - ❖ Cebola ralada (pouca quantidade)
- Óleo de gergelim
- Óleo de dendê
- Mel de abelhas puro
- Pote de barro

MODO DE FAZER:

Pilar as folhas e retirar o sumo. Misturá-lo ao òṣẹ́ dudu junto ao alho socado, a cebola, o óleo de gergelim, óleo de dendê e o mel de abelhas. Depois de bem misturado ao òṣẹ́ dudu, guarnecê-lo no pote de barro, deixando-o repousar por 24 horas aos pés do Ojubọ Obaluaiye. Após esse tempo tomar banho diariamente, pela manhã, em jejum, até o preparado acabar. Enquanto estiver usando o òṣẹ́ dudu, tomar chá de hortelá, três vezes ao dia e não tomar banho de sol. A pessoa deve passar por um ẹbọ kòsípálárà antes da sequência de banhos.

O USO MÁGICO E TERAPÊUTICO DO SABÃO-DA-COSTA

ELIMINAR MAGIA NEGATIVA

FINALIDADE:
Eliminar magia maléfica que provocou uma sequência de vômitos numa pessoa.

MATERIAL NECESSÁRIO:
- 100g de òṣẹ́ dudu
- Raiz de bardana ralada
- Casca de abacateiro ralada
- Semente de maracujá moída
- Endro moído
- Óleo essencial de hortelã
- Casca de jenipapeiro moída
- Pote de barro

MODO DE FAZER:
Misturar todos os itens ao òṣẹ́ dudu e acondicionar no pote de barro. Usar o òṣẹ́ dudu para tomar banho duas vezes ao dia, durante uma semana, de manhã e a noite. É recomendável fazer um kòsípàlárà antes de começar os banhos na pessoa.

ELIMINAR DORES NO CORPO

FINALIDADE:
Eliminar dores do corpo de uma pessoa provocadas por energia negativa absorvidas através do tipo de trabalho que a pessoa realiza como: massagem, assistência a doente, contato com

FERNANDEZ PORTUGAL FILHO

ambientes astralmente negativos, por exemplo: polícia, hospital, cemitério, fórum, etc.

MATERIAL NECESSÁRIO:

- 100g de òṣẹ́ dudu
- Sumo de folhas de:
  - ❖ Malva
  - ❖ Salsa
  - ❖ Agrião
- Óleo essencial de cravo-da-Índia
- Óleo essencial de orégano ou de bergamota
- Pimentão verde, ralado
- Pote de ferro

MODO DE FAZER:

Misturar ao òṣẹ́ dudu o sumo das folhas, o óleo essencial de cravo, de orégano ou bergamota, e o pimentão ralado. Deixar o òṣẹ́ dudu no pote de ferro, na casa de Èṣù, por 21 horas. Tomar banho com o òṣẹ́ dudu à meia noite das segundas, quartas e sextas-feiras. Nestes dias, vestir roupa branca para dormir e abster-se de carne de porco e bebidas alcoólicas.

ELIMINAR MÁ SORTE

FINALIDADE:

Eliminar da vida uma pessoa, vítima de magia maléfica, o azar, a má sorte, contrariedades e dissabores, fazendo com que a pessoa volte a ser feliz.

O USO MÁGICO E TERAPÊUTICO DO SABÃO-DA-COSTA

MATERIAL NECESSÁRIO:

- 100g de òṣẹ́ dudu
- Uma panela de ferro, barro ou pedra sabão
- Folhas frescas de:
  - ❖ Alfavaca
  - ❖ Da costa
  - ❖ Caruru verde
  - ❖ Araticum
- Sal marinho
- Um galo branco
- Ọsun
- Ẹfun em pó
- Wãjí
- Cabaça pequena com tampa
- Cânfora ralada
- Casca de laranja-da-terra

MODO DE FAZER:

Torrar na panela as folhas frescas e a casca de laranja-da-terra, até obter um pó. Acrescentar o sal, a cânfora e o òṣẹ́ dudu, misturando bem. Dar o galo para a pessoa fazer seus pedidos e sacrificá-lo em louvor a Bàbá Arabuina, deixando que caia sobre o òṣẹ́ dudu um pouco do ẹjẹ. Misturar novamente o òṣẹ́ dudu, acondicionando-o na cabaça. Tomar banho às segundas e sextas-feiras à noite, antes de dormir, até o preparado acabar. A carne do galo é preparada como alimento e servido a pessoas e os ossos despachados na natureza.

ATRAIR BOA SORTE

FINALIDADE:
Atrair boa sorte, dinheiro e prosperidade.

MATERIAL NECESSÁRIO:
- 100g de òṣẹ́ dudu
- Quatro gemas de ovos de galinha
- Sal marinho
- Canela em pó
- Ìyèròsùn
- Folhas piladas de:
  - ❖ Quaresmeira
  - ❖ Akoko
  - ❖ Iroko
- Um chifre bovino

MODO DE FAZER:
Misturar o òṣẹ́ dudu a todos os itens relacionados, acondicionando-o no chifre. Deixá-lo fincado aos pés do Ojubọ Odẹ ou Ògún por 48 horas. Tomar banho às quintas-feiras, à meia noite. Após, comer um ovo de galinha cozido, com um pouco de sal e óleo de dendê, pedindo o que desejar. Caso a pessoa tenha rejeição ao óleo de dendê, substituí-lo por azeite de oliva ou orì. Não tomar banho com o òṣẹ́ dudu se algumas horas antes tenha tido aborrecimentos.

O USO MÁGICO E TERAPÊUTICO DO SABÃO-DA-COSTA

ENCONTRAR EMPREGO

MATERIAL NECESSÁRIO:

- 100g de òṣẹ́ dudu
- Uma panela de ferro, barro ou pedra sabão
- Folhas frescas de:
  - ❖ Milho
  - ❖ Batata-doce
  - ❖ Mandioca
  - ❖ Inhame
- Mel de abelhas
- Arroz
- Essência ou óleo essencial de cedro
- Cabaça pequena com tampa
- Vinte e um grãos da pimenta-da-costa moídos
- Osun
- Wãjí
- Um galo vermelho pequeno
- Duas penas de galo vermelho

MODO DE FAZER:

Sacrificar o galo no Ojubọ Ògún, retirar a cabeça e a pena maior de cada asa, e coloca-las na panela junto com as folhas, o mel, o arroz e os grãos de pimenta-da-costa, levando ao fogo e torrando até virar pó. Misturar o pó ao òṣẹ́ dudu, acrescentar osun, wãjí e a essência de cedro, misturando até formar massa homogênea. Acondicionar o òṣẹ́ dudu na cabaça. Usá-lo todos os dias para tomar banho, em jejum, pedindo o que desejar. Enquanto tomar banho, mastigar sete grãos de atare, mentalizando o que deseja, depois cuspi-los no tempo.

ABERTURA DE CAMINHOS

FINALIDADE:

Abertura de caminhos, possibilitando melhores condições de vida, atraindo prosperidade, boa sorte e alegria.

MATERIAL NECESSÁRIO:

- 100g de òṣé dudu
- Um obi funfun ralado
- Um orogbo ralado
- Dandá-da-Costa
- Patchuli moído
- Sândalo em pó
- Cedro em pó
- Sálvia
- Mel de abelhas
- Pimenta-da-Jamaica moída
- Pote de barro

MODO DE FAZER:

Misturar ao òṣé dudu todos os ingredientes até formar uma pasta homogênea, acondicionando no pote de barro e deixando descansar na Casa de Èṣù por três dias. Usar o òṣé dudu para tomar banho, antes do sol nascer, três vezes por semana.

ATRAIR DINHEIRO

FINALIDADE:

Atrair mais facilidade em conseguir dinheiro para resolver uma situação pendente.

MATERIAL NECESSÁRIO:

- 100g de òsé dudu
- Ìyèròsùn
- Folhas frescas de:
  - ❖ Beldroega
  - ❖ Araticum-da-areia ou erva doce
  - ❖ Maravilha
  - ❖ Malva
- Açúcar mascavo
- Sal
- Óleo de dendê
- Canela em pó
- Cravo-da-Índia em pó
- Raiz de planta que nasceu no meio de pedras
- Açafrão em pó
- Tacho de cobre
- Bacia de ágata
- Uma galinha vermelha

MODO DE FAZER:

Deixar as folhas na bacia de ágata, com um pouco de água de rio, por uma noite, sob a energia da lua crescente; durante o dia, manter a bacia com as folhas na Casa de Èsù.

FERNANDEZ PORTUGAL FILHO

Após esse tempo, macerar as folhas, retirar o bagaço e torrá-lo até obter um pó fino, reservando o resultado da maceração. Juntar o pó obtido aos demais ingredientes, inclusive o òṣẹ́ dudu, misturando muito bem até que a massa fique homogênea. Em seguida acondicionar o preparado no tacho de cobre. Sacrificar a galinha no Ojubọ Ọya e, sem decepar a cabeça da ave, dividi-la em nove pedaços e embrulhá-los em jornal, separadamente. Tomar banho com o òṣẹ́ dudu, sair com os nove pacotes e despachá-los em nove encruzilhadas, um pacote em cada uma. Ao voltar para casa ou Ẹ̀gbẹ́, tomar outro banho com o òṣẹ́ dudu e a água onde foram maceradas as folhas. Tomar o banho durante nove dias seguidos, às 21 horas; após, vestir roupas limpas e de cores variadas.

FAVORECER A AQUISIÇÃO DE BENS MATERIAIS

FINALIDADE:
Proporcionar abertura de caminho que facilitará a compra de bens materiais.

MATERIAL NECESSÁRIO:
- 100g de òṣẹ́ dudu
- Folhas frescas de:
  - ❖ Tamareira
  - ❖ Cálamo
  - ❖ Baobá
  - ❖ Romã, iroko ou cajazeira

- Óleo de girassol
- Óleo de semente de uva
- Raiz de ginseng ralada
- Raiz de pimenta ralada
- Endro pilado
- Cominho em pó
- Osun
- Wãji
- Alguidar ou cabaça

MODO DE FAZER:

Misturar ao òṣé dudu as folhas quinadas, as raízes raladas, o endro, o cominho e os óleos. Acondicionar no alguidar e, por cinco dias, deixá-lo aos pés do Ojubọ Oṣun durante o dia e a noite expô-lo à energia da lua crescente. Quando começar a usar o òṣé dudu, fazer uma cesta com suas frutas preferidas e oferendá-la num local onde existam moradores de rua ou levá-las a uma instituição de caridade. Proceder da mesma forma no último banho que tomar. Antes de tomar os banhos, colocar um pouco de mel de abelhas na mão direita, mentalizar o que deseja e lamber o mel, esfregar as mãos e passá-las na cabeça. Se tiver restrição ao mel, substituí-lo por melaço de cana-de-açúcar.

MELHORIA FINANCEIRA

MATERIAL NECESSÁRIO:
- 100g de òṣé dudu
- Sumo de folha da fortuna

- Nozes pecás moídas
- Semente de girassol moída
- Canela em pó
- Óleo de dendê
- Quatorze grãos de atare moídos
- Salsa moída
- Cravo-da-Índia em pó
- Cabaça pequena com tampa

MODO DE FAZER:

Misturar todos os ingredientes até criar uma pasta homogênea, acondiciona-la na cabaça e deixa-la no tempo para receber a energia da fase lunar crescente por 3 dias. Após esse tempo, usar o òṣẹ́ dudu para banho somente às 4ª feiras à meia noite. A bucha que usar no banho deverá ser enterrada aos pés de uma planta bem bonita.

ATRAIR E AUMENTAR VENDAS

FINALIDADE:

Encantar a pessoa que lida com comércio, atraindo mais vendas, pois quem for comprar não conseguirá dizer não.

MATERIAL NECESSÁRIO:

- 100g de òṣẹ́ dudu
- Perfume que a pessoa usa
- Raspa de cana de açúcar
- Sal marinho

O USO MÁGICO E TERAPÊUTICO DO SABÃO-DA-COSTA

- Talo de folha de bananeira
- Gengibre ralado
- Louro moído
- Mel de abelhas
- Tacho de cobre
- Um frango vermelho pequeno
- Raiz de pimenta ralada
- Ogá pilado

MODO DE FAZER:

Misturar todos os itens ao òṣẹ́ dudu. Passar o frango na cabeça da pessoa para que possa fazer os pedidos, sacrificando no Ojubọ Ògún e sobre o òṣẹ́ dudu. Após, misturar tudo e acondicionar no tacho de cobre. Usá-lo às terças e quintas-feiras, mentalizando que as pessoas lhe procurem para comprar em suas mãos, e, nestes dias, não usar roupa de cor preta. Preparar o frango e oferecê-lo de comer a moradores de rua.

AUMENTAR VENDAS

FINALIDADE:

Criar condições positivas que atrairão pessoas e não permitirão que as mesmas saiam do local sem comprar nada.

MATERIAL NECESSÁRIO:
- 100g de òṣẹ́ dudu
- Canela em pó
- Louro em pó

- Búzio em pó
- Folhas frescas de:
  - ❖ Melão São Caetano
  - ❖ Cacau
  - ❖ Café
- Duas gemas de ovos de galinha
- Mel de abelhas
- Pó de prata
- Óleo de dendê
- Cabaça pequena com tampa
- Água de cachoeira

MODO DE FAZER:

Macerar as folhas com água de cachoeira (pouquíssima), deixando descansar por 24 horas. Após esse tempo, acrescentar a canela, o louro, o pó de búzio, prata, o mel de abelhas, mexer bem e, aos poucos, misturar tudo com o òṣẹ́ dudu. Por último, acrescentar as gemas e tornar a misturar tudo. Acondicionar na cabaça, deixando 24 horas na Casa de Èṣù. Usar o òṣẹ́ dudu diluído num pouco d'água, fazendo bastante espuma, aspergir por todo local comercial, começando pela porta principal. Fazer este ritual todos os dias, antes dos funcionários chegarem, durante uma semana; após esse período, fazer duas vezes por semana.

SER VITORIOSO NUM PROCESSO JUDICIAL

FINALIDADE:

Livrar-se e sagrar-se vitorioso de processos judiciais nos quais esteja envolvido.

MATERIAL NECESSÁRIO:

- 100g de òṣẹ́ dudu
- Uma panela de ferro, barro ou pedra sabão
- Uma espiga de milho, começando a nascer
- Sete nós de cana de açúcar
- Um punhado de feijão vermelho
- Folhas de akoko
- Seis quiabos, secos, retirados do Ojubọ Ṣàngó
- Raspa de edun ara
- Uma fava de alibé ralada
- Uma fava de aridan ralada
- Óleo de dendê
- Mel de abelhas
- Um pombo branco

MODO DE FAZER:

Seis dias antes de preparar o òṣẹ́ dudu, oferendar a Ṣàngó os seis quiabos, depois de terem sido passados no corpo do usuário. Durante este período, dormir com as folhas de akoko debaixo do travesseiro. No sexto dia, torrar na panela de ferro os quiabos, as folhas de akoko, a espiga, os nós de cana, o feijão vermelho e óleo de dendê, até obter pó. A este pó acrescentar as favas raladas, a raspa de edun ara e o ẹjẹ do pombo branco sacrificado, misturando bem. Adicionar o òṣẹ́ dudu, amassando até conseguir uma massa homogênea, e deixa-lo aos pés do Ojubọ Ṣàngó. Preparar o pombo como preferir e comê-lo sentada sobre uma esteira, mentalizando o que deseja. Dormir na esteira e, no dia seguinte, em jejum, tomar banho com o òṣẹ́ dudu, vestir roupas limpas e sair. Os ossos do pombo devem ser despachados aos pés de uma árvore frondosa na mata.

REVERTER UMA SITUAÇÃO CONTRÁRIA

FINALIDADE:

Reverter uma situação que está contra o usuário, fazendo-lhe sair vencedor.

MATERIAL NECESSÁRIO:

- 100g de òṣẹ́ dudu
- Um agogô de uma boca
- Um galo vermelho
- Uma ẹtu
- Um pombo branco
- Uma panela de ferro, barro ou pedra sabão
- Três pinos pequenos de metal
- Vinte e um grãos de atare
- Três búzios
- Três nós de cana de açúcar
- Água de flor-de-laranjeira

O USO MÁGICO E TERAPÊUTICO DO SABÃO-DA-COSTA

- Uma flor de preferência da pessoa
- Um punhadinho de semente de girassol
- Uma pena de cada ave

MODO DE FAZER:

Na panela, torrar os grãos de atare, os búzios, os nós de cana, a flor, a semente de girassol e as penas das aves, até virar um pó, e reservá-lo. Sacrificar o galo vermelho no Ojubọ Èṣù, a ẹtu no Ojubọ Ògún e o pombo no Ojubọ Ọbatala; das três aves, separar as cabeças, torrá-las e pilá-las até obter um pó bem fino. Misturar os pós ao òṣẹ́ dudu. Lavar o agogô com a água de flor-de-laranjeira e, nele, acondicionar o òṣẹ́ dudu, fincando no mesmo os três pinos e deixando-o na casa de Èṣù por 24 horas. Usá-lo todos os dias para o banho, em jejum. Antes de retirar o òṣẹ́ dudu do agogô, retirar um pino de cada vez e colocá-los na boca, mentalizando o que deseja; após o banho, colocá-los de volta no òṣẹ́ dudu restante. Repetir o ritual até o òṣẹ́ dudu acabar, mesmo que já tenha conseguido reverter a situação a seu favor. Os animais são servidos em sàà rá.

VENCER INIMIGOS

FINALIDADE:

Criar ao redor do usuário uma corrente positiva que irá torná-lo grande diante do seu inimigo, facilitando sua vitória.

MATERIAL NECESSÁRIO:

- 100g de òṣẹ́ dudu

- Um igbin
- Folhas frescas de:
  - ❖ Beldroega
  - ❖ Vence demanda
  - ❖ Pitanga
- Cascas raladas de:
  - ❖ Mangueira
  - ❖ Akoko
  - ❖ Laranja-da-terra
- Sal marinho
- Um pombo branco
- Carvão vegetal em pó
- Wãjí
- Osun
- Pote de barro

PARA O PREPARO DAS COMIDAS:

- Manjericão
- Óleo de dendê
- Sal
- Cebola ralada
- Camarão seco
- Açafrão
- Cominho
- Ori
- Ìyèròsùn

MODO DE FAZER:

Misturar as folhas quinadas, as cascas das árvores raladas, o carvão, osun, wãjí e o sal e, na mistura, sacrificar o igbin e o pombo. Acrescentar o òṣẹ́ dudu e misturar bem, para que forme uma massa consistente. Acondicioná-lo no pote de barro, deixando descansar por 12 horas no Ojubọ Ọbatala. Enquanto isso, corte o corpo do igbin em pedaços e os prepare com manjericão e ori, ofereça à Ọbatala. O pombo também é cortado em pedaços, incluindo coração, fígado e moela, preparado com óleo de dendê, sal, cebola ralada, camarão seco, ìyèròsùn, açafrão, cominho e manjericão e dado à pessoa comê-lo com as mãos. Quando terminar, esfregar as mãos, passá-las na cabeça, no plexo solar e sola dos pés, aí então deitar-se, aguardando a hora para usar o òṣẹ́ dudu. Usar o òṣẹ́ dudu três vezes na semana, pela manhã e em jejum.

ACALMAR UMA CRIANÇA

FINALIDADE:

Acalmar uma criança que não consegue dormir à noite devido ter passado por susto, perda de uma pessoa, ou sofra alterações de energia em casa.

MATERIAL NECESSÁRIO:

- 100g de òṣẹ́ dudu
- Uma cabaça pequena com tampa
- Três dentes de alho moídos
- Ẹfun ralado

- Folhas frescas de:
  - ❖ Alfavaca
  - ❖ Alface
  - ❖ Algodão
- Cânfora ralada
- Um **igbin**

MODO DE FAZER:

Quinar as folhas e misturá-las ao **òṣẹ́ dudu**. Acrescentar o alho, o **ẹfun**, a cânfora e o **ẹjẹ** do **igbin** sacrificado. Voltar a misturar tudo, acondicionando o **òṣẹ́ dudu** na cabaça e a deixando por duas noites diante do **Ojubọ Ọbatala**. Após esse tempo, banhar a criança com o preparado, duas horas antes de deitar-se para dormir a noite, vestindo-lhe roupas limpas e claras após o banho. Este banho também pode ser usado por um **iyawo** que está recolhido e se mostra alterado.

HARMONIZAR UM LOCAL

FINALIDADE:

Impregnar o local com energia positiva, eliminando discussões, desentendimentos banais, atraindo ao ambiente, seja comercial ou residencial, energias favoráveis que farão com que a harmonia, o bem-estar e prosperidade reinem no local.

MATERIAL NECESSÁRIO:

- 100g de **òṣẹ́ dudu**
- Pote de barro

O USO MÁGICO E TERAPÊUTICO DO SABÃO-DA-COSTA

- Pão velho moído
- **Akasa**, oferecido a **Ọbatala**, seco e moído
- Sementes de algodão moídas
- **Ẹfun** ralado
- Açafrão em pó
- Lúpulo em pó
- Essência ou óleo essencial de angélica
- Um **igbin**

MODO DE FAZER:

Misturar ao **òṣẹ́ dudu** os ingredientes, culminando com o **ẹ̀jẹ́** do **igbin** sacrificado. Misturar bem e acondicionar no pote de barro, deixando no **Ojubọ Ọbatala** por três dias. Usá-lo diluído em água, numa bacia ou balde, aspergindo-o por todo o local, antes do sol nascer. Fazer este ritual todos os dias até a mistura acabar.

PROTEÇÃO CONTRA MAGIA

FINALIDADE:

Proteger contra energia maléfica enviada por inimigos.

MATERIAL NECESSÁRIO:

- 100g de **òṣẹ́ dudu**
- Uma panela de ferro, barro ou pedra sabão
- Folhas frescas de:
  - ❖ Lótus
  - ❖ Narciso

- ❖ Erva de santa Luzia
- ❖ Margarida
- Um pequeno pedaço moído das favas:
  - ❖ **Aridan**
  - ❖ Pixurim
  - ❖ Abere
  - ❖ Imburana
- Um **igbin**
- Pote de barro ou cabaça

MODO DE FAZER:

Torrar as folhas frescas e o igbin na panela, até obter um pó fino, acrescentar a este as favas raladas e misturar tudo ao **òṣẹ́ dudu**. Acondicionar dentro do pote ou cabaça, deixando-o aos pés de **Ọbatala** por 48 horas. Após esse tempo, tomar banho diariamente, em jejum, durante 7 dias. Dar um intervalo de três dias, voltar a usar o **òṣẹ́ dudu** somente às sextas-feiras pela manhã em jejum, até acabar.

TER TRANQUILIDADE

FINALIDADE:

Proporcionar paz, tranqüilidade, harmonia, facilitando a sua relação com outras pessoas.

MATERIAL NECESSÁRIO:

- 100g de **òṣẹ́ dudu**
- Uma panela de ferro, barro ou pedra sabão

- Folhas frescas de:
  - ❖ Algodoeiro
  - ❖ Laranja lima
  - ❖ Alfazema
- Adin (gotas)
- Essência ou óleo essencial de lótus
- Ẹfun ralado
- Mel de abelhas puro
- Pote de barro

MODO DE FAZER:

Torrar as folhas na panela, reduzindo-as a um pó bem fino, e acrescentar o ẹfun, misturando tudo com o òṣẹ́ dudu. Adicionar as gotas de adin, o mel de abelhas e a essência de lótus. Acondicionar o òṣẹ́ dudu no pote de barro e deixá-lo por duas noites exposto à lua nova, para que receba a sua energia. Banhar-se com o òṣẹ́ dudu às terças e quintas-feiras ou sábados, à meia noite, até acabar.

VITALIDADE

FINALIDADE:

Revitalizar uma pessoa que está extremamente cansada física e mentalmente por ter sofrido perdas.

MATERIAL NECESSÁRIO:
- 100g de òṣẹ́ dudu
- Uma panela de ferro, barro ou pedra sabão

- Folhas frescas de:
  - ❖ Agrião
  - ❖ Alecrim
  - ❖ Alfafa
  - ❖ Beterraba
  - ❖ Cana do brejo
- Semente moídas de:
  - ❖ Gergelim
  - ❖ Girassol
  - ❖ Gráos de trigo germinado
- Óleo de dendê
- Osun
- Wãjí
- Enxofre em pó
- Vinte e um gráos de atare moídos

<u>MODO DE FAZER:</u>

Quinar as folhas com pouquíssima água, acrescentar as sementes moídas, os gráos de atare, osun, wãjí, óleo de dendê e os gráos de trigo germinado, deixando dois dias no tempo para energizar-se através do sol e da lua. No terceiro dia, antes do sol nascer, acrescentar um pouquinho de enxofre ao òṣẹ́ dudu, misturar bem e acondicioná-lo no pote de ferro. Tomar três banhos seguidos, começando no dia em que preparou o òṣẹ́ dudu. Após esses três dias, dê um intervalo de dois dias e volte a usá-lo por três dias. Depois da segunda sequência, tomar o banho com òṣẹ́ dudu uma vez por semana, no dia que lhe convier, de preferência no período noturno, até que acabe a mistura.

O USO MÁGICO E TERAPÊUTICO DO SABÃO-DA-COSTA

MELHORAR A VISÃO ORACULAR

FINALIDADE:

Indicado para as pessoas que praticam jogos adivinhatórios ou oraculares e sentem-se com a visão cansada.

MATERIAL NECESSÁRIO:

- 100g de òṣẹ́ dudu
- Semente de abóbora
- Casca de abóbora
- Raiz de beterraba
- Óleo de dendê
- Raspa de casca de limão
- Casca de manga
- Flores de sabugueiro
- Cabaça pequena com tampa

MODO DE FAZER:

Torrar os ingredientes, exceto a raspa de limão, até virar pó. Misturar o pó obtido e a raspa de limão ao òṣẹ́ dudu até formar uma massa homogênea. Deixar o òṣẹ́ dudu na cabaça, repousando diante do Ojubọ Èṣù, por uma noite. Usá-lo para lavar o rosto, três vezes por semana, pela manhã e em jejum, sem enxugar o rosto, deixando que seque naturalmente. Caso prefira, pode também lavar o rosto meia hora antes da prática.

PROTEGER-SE DE UM LOCAL PERIGOSO

FINALIDADE:

Criar ao seu redor uma força mágica que o protegerá se tiver que ir ou trabalhar num local perigoso, não deixando que seja alvo de violência física.

MATERIAL NECESSÁRIO:

- 100g de òṣé dudu
- Uma panela de ferro, barro ou pedra sabão
- Folhas frescas de:
  - ❖ Araticum
  - ❖ Alfavaca
  - ❖ Pinhão branco
  - ❖ Inhame
- Um obi ralado
- Um orogbo ralado
- Dois ikodidẹ
- Um galo vermelho
- Couro de cabrito oferendado a Èṣù (pedaço pequeno)
- Chifre ou agogô de uma boca

MODO DE FAZER:

Oferendar o galo vermelho a Èṣù. Cortar a cabeça da ave, tirar coração, moela, fígado e pulmão; reservando. Moer as folhas. Torrar as partes da ave e os ikodidẹ até virarem pó. Juntar as folhas moídas, o pó torrado e as sementes raladas ao òṣé

O USO MÁGICO E TERAPÊUTICO DO SABÃO-DA-COSTA

dudu, misturando bem. Com o pedaço do couro do cabrito, forrar a cabaça e acondicionar o òṣẹ́ dudu. Deixá-la por três dias no Ojubọ Èṣù. Usar este preparado, pela manhã, antes de ir para o local de perigo. O galo é preparado como alimento e oferecido a pessoas.

SER ATENDIDO NO QUE DESEJA

FINALIDADE:
Fazer com que uma pessoa facilite seu caminho.

MATERIAL NECESSÁRIO:
- 100g de òṣẹ́ dudu
- Uma panela de ferro, barro ou pedra sabão
- Folhas, frescas de:
  - ❖ Baláozinho de velho
  - ❖ Flor de seda
  - ❖ Girassol
  - ❖ Papoula
- Um pote de barro ou cabaça pequena
- Um cadeado pequeno
- Um carretel de linha vermelha
- Um carretel de linha branca
- Um galo vermelho
- Duas sementes de dendezeiro
- Papel vegetal
- Grafite ou lápis comum
- Cera de abelha

MODO DE FAZER:

Torrar as folhas na panela até virarem pó e reservar. Escrever no papel vegetal, com grafite ou lápis comu, o nome da pessoa que vai facilitar o caminho, envolver o cadeado com este papel, cobrir todo o papel com a linha vermelha e, por cima dela, a linha branca. Mergulhar esse cadeado fechado na cera de abelha, colocando tudo no fundo do pote ou cabaça. Juntar o pó ao òṣẹ́ dudu, misturando muito bem. Dar o galo para que a pessoa faça os seus pedidos e, em seguida, sacrificá-lo sobre o òṣẹ́ dudu, deixando cair um pouco do ẹ̀jẹ̀ no cadeado. Voltar a misturar o òṣẹ́ dudu e acondicioná-lo sobre o cadeado, dentro do pote ou cabaça. Tomar banho as segundas, quartas e sextas-feiras, à meia-noite, até o cadeado aparecer no fundo do pote. Quando isto acontecer, o desejo da pessoa será realizado; então, despachar todo o restante, enterrando aos pés de uma árvore frondosa perto de uma cachoeira, ou jogá-lo nas profundezas do oceano. O galo é servido em sàràrá.

ATRAIR SIMPATIA

FINALIDADE:

Ter mais facilidade em atrair outras pessoas e fazer-las estas verem-lhe com grande simpatia.

MATERIAL NECESSÁRIO:

- 100g de òṣẹ́ dudu
- Uma panela de ferro, barro ou pedra sabão

- Folhas frescas de:
  - ❖ Oṣibata
  - ❖ Jitirana
  - ❖ Narcizo
- Pétalas das flores de:
  - ❖ Rosa vermelha
  - ❖ Jasmim
  - ❖ Angélica
  - ❖ Girassol
  - ❖ Batata do Narcizo
- Mel de abelhas
- Ẹfun ralado
- Um pombo ou uma codorna (para usuário homem ou mulher, respectivamente)
- Cabaça pequena com tampa

<u>MODO DE FAZER:</u>

Torrar as folhas, a batata de Narcizo e as pétalas de flores com um pouco de mel, até virar pó. Misturar esse pó ao òṣẹ́ dudu, sacrificando a ave e deixando que o ejẹ caia no fundo da cabaça e sobre o òṣẹ́ dudu. Voltar a misturá-lo, acondicionando-o na cabaça e deixando-a por três dias diante do Ojubọ Oṣun. Tomar banho com o òṣẹ́ dudu três vezes por semana, nos dias que mais gostar, antes do sol nascer e em jejum.

FACILITAR UMA CONQUISTA AMOROSA

FINALIDADE:

Se fazer notar pela pessoa que quer e a conquistar com mais facilidade. É necessário que haja um conhecimento anterior entre as pessoas.

MATERIAL NECESSÁRIO:

- 100g de òṣẹ́ dudu
- Cloaca de galinha
- Folhas frescas de:
  - ❖ Amor-agaradinho
  - ❖ Erva-de-Santa-Luzia
  - ❖ Vassourinha-de-Nossa-Senhora
  - ❖ Folha-de-fogo
- Canela em pó
- Ìyẹ̀ròsùn
- Essência ou óleo essencial de verbena
- Cabaça pequena com tampa
- Mel de abelhas
- Óleo de dendê
- Noz moscada em pó

MODO DE FAZER:

Pilar as folhas frescas e a cloaca de galinha, acrescentar o ìyẹ̀ròsùn, a noz moscada, o mel de abelhas, o óleo de dendê e misturar ao òṣẹ́ dudu. Adicionar a essência de verbena. Misturar novamente o òṣẹ́ dudu, acondicionando na cabaça e deixando por 24 horas no Ojubọ Ọṣun. Após, usar para tomar banho às terças, quintas-feiras e sábados ao nascer do sol, imaginando-se admirado e chamando o nome da pessoa cinco vezes.

ATRAÇÃO AMOROSA

FINALIDADE:
Fazer com que o usuário se torne um imã e atraía a pessoa que deseja ter ao seu lado. Esta magia também tem o poder de atrair coisas boas para quem o usa.

MATERIAL NECESSÁRIO:
- 100g de òṣẹ́ dudu
- Mel de abelhas
- Folhas frescas de:
  - ❖ Bem-me-quer
  - ❖ Da amizade
  - ❖ Amor agarradinho
  - ❖ Narcizo
- Pétalas moídas de:
  - ❖ Rosa vermelha
  - ❖ Dama da noite
  - ❖ Girassol
- Perfume da preferência pessoal
- Pote de metal
- Bacia de ágata
- Atare moído

MODO DE FAZER:

Numa bacia de ágata, deixar as folhas maceradas com as pétalas moídas repousarem no sereno da fase lunar nova. No dia seguinte, antes do raiar do sol, misturar o conteúdo da bacia ao òṣẹ́ dudu, acondicionar no pote de metal e deixá-lo aos pés do Ojubọ Oṣun por cinco dias. Após esse tempo, tomar banho com òṣẹ́ dudu, colocando um pouco de mel de abelhas na mão esquerda, lambendo por três vezes e fazendo os pedidos que desejar. Se o mel de abelhas não for agradável à pessoa que o utiliza, poderá ser substituído por açúcar mascavo ou melado, tanto no preparo do òṣẹ́ dudu quanto em sua utilização.

CONQUISTA AFETIVA

FINALIDADE:

Magnetizar uma pessoa, tornando-a atraente, para que conquiste afetivamente uma outra pessoa.

MATERIAL NECESSÁRIO:

- 100g de òṣẹ́ dudu
- Uma panela de ferro, barro ou pedra sabão
- Um casal de perdizes
- Óleo de dendê
- Mel de abelhas puro
- Uma castanha de caju
- Sementes de romã
- Sementes de jaca
- Gengibre ralado

- Canela em pó
- Dandá-da-Costa em pó
- Essência ou óleo essencial de verbena
- Uma cabaça pequena com tampa

MODO DE FAZER:

Dar ao casal de perdizes os nomes das duas pessoas e alimentá-los com comidas doces por três dias antes de realizar o trabalho. No último dia, à noite, sacrificá-las a Òṣún. Feito isso, torrar na panela as sementes, o gengibre, a castanha de caju, o dandá-da-Costa, o ejẹ è as cabeças das perdizes. Este pó é misturado ao òṣẹ́ dudu juntamente com um pouco de óleo de dendê, mel de abelhas, canela em pó e essência de verbena, acondicionado na cabaça e deixado por 24 horas na Casa de Èṣù. Após esse tempo, tomar banho com o òṣẹ́ dudu em jejum, diariamente antes do nascer do sol, até conquistar a pessoa; depois, usar somente às segundas-feiras até o òṣẹ́ dudu acabar.

AFRODISÍACO

FINALIDADE:

Propiciar aumento da vontade, do desejo e do vigor sexual, fazendo com que sua relação seja mais prazerosa.

MATERIAL NECESSÁRIO:
- 100g de òṣẹ́ dudu
- Pote de vidro na cor âmbar
- Funcho moído

- Sumo das folhas de:
  - ❖ Seguirelha
  - ❖ Vetiver
  - ❖ Estragão
  - ❖ Hortelã
- Feno grego
- Sete formigas grande torradas
- Casca de jenipapo ralada

MODO DE FAZER:

Misturar ao òṣẹ́ dudu todos os itens e acondicioná-los no pote de vidro tampado, enterrando na Casa de Èṣù por sete dias. Na sétima noite, tirar o vidro do buraco e começar a usar neste momento, tomando os banhos conforme a necessidade. Antes do uso deste òṣẹ́ dudu, deve ser verificado no oráculo se a pessoa tem algum impedimento físico, astral ou psicológico à receita.

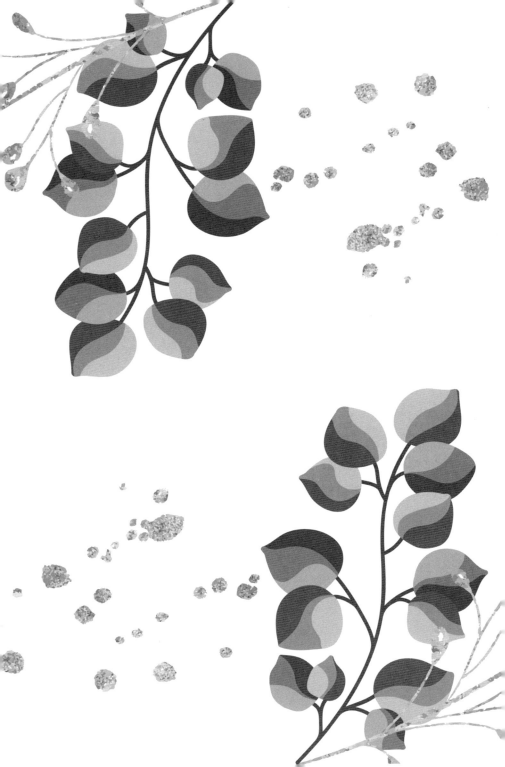

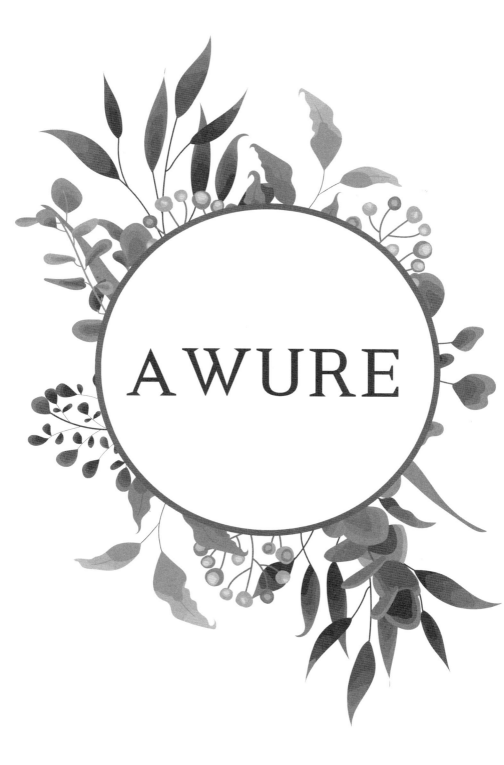

Awure, no idioma yorùbá, significa "boa sorte", assim como ẹbọ significa "oferenda" e é utilizada para, genericamente, designar todos os rituais propiciatórios realizados aos Òrìṣà. As receitas deste capítulo são, justamente, ẹbọ awure, ou, rituais e oferendas aos Òrìṣà com o uso dos òṣẹ́ dudu, para atrair a boa sorte e as conquistas à vida daquele que os realiza.

Assim como as receitas do capítulo anterior, estas também foram organizadas da forma mais didática possível. Da mesma maneira, é importante ressaltar novamente que o sacrifício animal é prática fundamental e tradicional destas religiões e, ainda, que somente pessoas credenciadas e oficiantes do culto em suas múltiplas condições podem executar estes rituais e, especialmente, os sacrifícios prescritos nas receitas a seguir.

Vale também lembrar que em caso de quantidades ou medidas de ingredientes não estarem informadas na receita, o importante é que estejam presentes, independente de seu volume. Mais uma vez, em caso de dúvidas, confie na sua intuição e na fé e dedicação empregadas a cada ritual.

CORTAR A FORÇA DO INIMIGO

FINALIDADE:

Eliminar energia maléfica enviada por um inimigo, quebrando as forças negativas do mesmo.

MATERIAL NECESSÁRIO:

- Dois **obí fúnfún** de seis gomos
- Dois **àkàsà** de feijão preto
- Duas favas "olho-de-boi"
- Óleo de dendê
- Sal
- Um **işu** cru ou aipim
- Uma **ętu**
- Quatorze grãos de **atare**
- Uma travessa de barro
- Banho lustral com as folhas:
  - ❖ Mangueira
  - ❖ Laranja Lima
  - ❖ Abóbora
  - ❖ Romã
- Banho com **òşę dudu** misturado com: sumo das ervas solicitadas no banho lustral, carvão vegetal, em pó e um pouquinho de enxofre.

PROCEDIMENTO:

1. Sacudir a pessoa com a **etu** na mata, aos pés de uma árvore, onde deverá ser cavado um buraco.
2. Cortar o **işu** ao meio, verticalmente, e dentro

O USO MÁGICO E TERAPÊUTICO DO SABÃO-DA-COSTA

dele colocar as favas de "olho-de-boi". O oficiante mastiga sete grãos de atare, pedindo o que
o usuário deseja, e cospe sobre as favas "olho-
de-boi" dentro do iṣu; em seguida, manda que
a própria pessoa amarre a raiz com o fio de
prumo, fincando-o no buraco.

3. Passar os obí e os àkàsà no corpo da pessoa,
   arrumando-os ao redor do iṣu.

4. Sobre a oferenda, sacrificar a ẹtu, regar com
   óleo de dendê e polvilhar com sal.

5. Tampar o buraco com a mesma terra tirada dele.
   Descalça, a pessoa pula sobre o buraco já ta-
   pado, mentalizando o inimigo, mastigando os
   sete grãos de atare e cuspindo-os sobre a terra.

6. Voltar para o Ẹ̀gbẹ́ para tomar o banho lustral
   e o com òṣẹ́ dudu.

7. Repetir o banho de òṣẹ́ dudu de quinze em
   quinze dias até terminá-lo.

LIVRAR UMA PESSOA DE MALDIÇÕES

FINALIDADE:

Eliminar da vida de uma pessoa maldição familiar que
lhe causa perdas constantes.

MATERIAL NECESSÁRIO:

• Um boneco feito com a roupa usada da pessoa

- Folhas frescas de:
  - ❖ Caruru
  - ❖ Corredeira
  - ❖ Pẹrẹgun
- Carne bovina
- Um frango preto
- Fio de cobre
- Carvão vegetal em pó
- Pimenta malagueta
- Banho lustral com folhas de:
  - ❖ Inhame
  - ❖ Aroeira
  - ❖ Pitanga
  - ❖ Laranja-de-terra
- Banho de òṣẹ́ dudu
- Banho lustral com folhas de:
  - ❖ Manjericão
  - ❖ Sândalo
  - ❖ Gengibre
- Roupas brancas

PROCEDIMENTO:

1. Fazer um maço com as folhas de Pẹrẹgun, Caruru e Corredeira para sacudir a pessoa. As folhas que caírem no chão, recolher e pilar com as pimentas-malagueta, adicionar a carne bovina, impregnando-a com a mistura, e reservar. Antes, a carne é passada no corpo da pessoa.

O USO MÁGICO E TERAPÊUTICO DO SABÃO-DA-COSTA

2. Deixar descansar por 15 minutos, enquanto continua a realizar o ẹbọ. Após esse tempo, rechear o boneco feito com a roupa da pessoa com a carne temperada.

3. Sacudir a pessoa com o frango preto, sacrificá-lo no Ojubọ Bàbá Ẽgún Màkẹ́kú, sem decepar a cabeça. Imediatamente abrir-lhe o peito, acondicionando dentro do mesmo o boneco de pano, cobrindo-o com o carvão em pó. Fechar o peito da ave com fio de cobre.

4. Enquanto a pessoa toma a sequência de banhos, o oficiante deverá enterrar a ave aos pés de uma árvore morta, na mata; antes, porém, forra o buraco com o molho das folhas que sacudiu a pessoa. Tampa o buraco com a própria terra tirada dele, asperge água e volta para o Ègbẹ́. É importante que o boneco seja enterrado à noite e que a pessoa não saiba que isto vai acontecer e nem aonde.

5. Após os banhos, a pessoa se veste de branco e repousa por duas horas no local.

OBSERVAÇÕES:

- Antes e depois de fazer o ẹbọ, o oficiante deve tomar banhos lustrais e de àṣẹ ou passar por um ẹbọ, conforme determinação do oráculo.
- Durante três dias seguidos, a pessoa deve vestir-se de branco inclusive para dormir.

CONTRA INVEJA, OLHO GRANDE E INIMIGOS

FINALIDADE:

Criar ao redor da pessoa um escudo invisível de proteção, eliminando influência maléfica provocada por ondas de inveja e "olho grande" enviadas a pessoa.

MATERIAL NECESSÁRIO:

- **Edun árà** do Ajobọ Şàngó
- Vinte e um grãos de **atare**
- Um ovo de galinha
- Um **ikodidé**
- **Mariwo**
- **Ẹfun**
- **Ọsun**
- **Wãjí**
- Casca de mangueira, ralada
- Um **orogbo**, ralado
- Um **obí**, ralado
- Uma panela de ferro
- Óleo de dendê
- Uma cabacinha com tampa
- Um pombo branco
- **òşẹ́ dudu**
- Água de cachoeira
- Roupas brancas
- **Ojubọ Ògún**

O USO MÁGICO E TERAPÊUTICO DO SABÃO-DA-COSTA

PROCEDIMENTO:

1. Cozinhar o ovo de galinha na água de cacho-eira, com folhas de mariwo e o edun árà.

2. Torrar na panela de ferro: o óleo de dendê, os gráos de atare, casca de mangueira, orogbo, obi e o ikodidę.

3. Pilar, peneirar e misturar o pó ao òṣé dudu. Sobre ele sacrificar o pombo e voltar a misturar bem, acondicionando a mistura na cabacinha.

4. A pessoa deverá tomar banho com o òṣé dudu preparado e a água que cozinhou o ovo, não se enxugar, vestir roupas brancas e sentar-se em frente ao Ojubọ Ògún, mentalizando o que deseja e comendo o ovo.

5. Neste dia, após esse preceito, a pessoa só tomará água, não comerá mais nada e falará apenas o necessário.

6. O òṣé dudu deverá ser usado durante qua-torze dias consecutivos, começando no pri-meiro dia da fase lunar minguante.

7. O pombo é despachado próximo a rio limpo.

PROTEÇÃO CONTRA INVEJA E FOFOCAS

FINALIDADE:

Através do òṣé dudu, dos gbẹrẹ e do banho de folhas

a pessoa se protegerá contra inveja, "olho grande" e fofoca, revertendo esta situação que irá lhe proporcionar abertura de caminho, prosperidade, alegria e harmonia.

MATERIAL NECESSÁRIO:

BANHO LUSTRAL:
- Mariwo
- Saco-saco
- Inhame
- Caruru
- Flanboyant
- Salsaparrilha

ÒṢÉ DUDU, MISTURADO COM:
- Cedro em pó
- Sândalo em pó
- Gengibre em pó
- Semente de girassol em pó
- Terra de formigueiro
- Raiz de pimenteira ralada
- Limo marítimo
- Um pombo branco
- Uma cabaça com tampa

EBÚ PARA OS GBERE:
- Ẹfun
- Ọsun
- Wãjí
- Cabeça de ẹtu

O USO MÁGICO E TERAPÊUTICO DO SABÃO-DA-COSTA

- Cabeça de pombo
- Cabeça de galinha
- Folha de trepadeira que cresce em árvore
- Raspa do Ojubo Ògún
- Uma panela de ferro
- Dandá-da-costa
- Roupa clara
- Lâmina de bisturi
- Uma ení

PROCEDIMENTO:

1. A primeira etapa é fazer o ebú, colocando todos os ingredientes na panela de ferro e torrando, transformando tudo em pó bem fino.

2. Preparar o banho lustral, cozinhando todas as ervas na água por dez minutos e deixando amornar.

3. O òṣé dudu é misturado aos itens solicitados, inclusive o ẹjẹ do pombo, acondicionando-o na cabaça e deixando ficar 24 horas na Casa de Èṣù.

4. Em seguida, a pessoa toma o banho lustral com o òṣé dudu preparado, enxuga-se e vesta a roupa clara. Senta-se sobre a eni, diante do oficiante, quando, então, terá os gbẹrẹ feitos em seu corpo: nuca, pulsos, tornozelos e acima do umbigo (mais ou menos dois dedos); são sete

incisões, feitas com a ponta da lâmina do bisturi em cada região citada.

5. O oficiante molha o polegar direito em sua língua, passa no ebú e coloca direto nas incisões.

6. Preparar o corpo do pombo para a pessoa comer. A pessoa fica 24 horas sem tomar banho, permanecendo sentada na eni come o pombo sozinha mentalizando o que deseja.

7. Os ossos da ave são envoltos em um pedaço de morim branco e despachados em seguida, na mata. A lâmina de bisturi é quebrada e enterrado aos pés de uma árvore, envolto também num pedaço de morim.

OBSERVAÇÕES:

Este ebú tem a duração de até três meses para uso. Os gbẹrẹ só deverão ser renovados no prazo de aproximadamente quinze anos.

PROTEGER UMA CASA

FINALIDADE:

Criar uma cerca energética ao redor da casa, protegendo-a contra energias deletérias e emanadas por inimigos.

MATERIAL NECESSÁRIO:
- Quatro lenços brancos
- Obi fúnfún

O USO MÁGICO E TERAPÊUTICO DO SABÃO-DA-COSTA

-- 70 --

- Obi pupa
- Galo vermelho
- Um pombo preto
- Pimenta malagueta
- Ojubọ Ògún
- Um pilão pequeno
- Banhos lustral e de àṣẹ
- Defumadores: limpeza e àṣẹ
- Óleo de dendê
- Ẹfun
- Ọsun
- Wãjí
- Mel de abelhas

PROCEDIMENTO:

1. Passar o pombo preto no corpo da pessoa, em seguida impregná-lo com a pimenta malagueta pilada e soltá-lo do lado de fora da casa.

2. Diante do Ojubọ Ògún, colocar os lenços, cada um com um obi fúnfún e um pupa.

3. Passar o galo no corpo da pessoa e sacrificá-lo no Ojubọ Ògún, deixando que caia um pouco do ẹjẹ sobre os obí. Regá-los com óleo de dendê e mel de abelhas, polvilhá-los com ẹfun, ọsun e wãjí.

4. Amarrar as pontas dos lenços, dando formato de trouxa, e enterrá-los nos seguintes lugares: entrada, laterais e fundos da casa.

5. Durante sete dias alimentar Ògún com gin, barrufando diariamente sobre o Ojubọ.

OBSERVAÇÕES:

Os banhos são feitos após o sacrifício dos galos. O defumador de limpeza antes dos banhos e o de àṣẹ no dia seguinte.

ELIMINAR MAGIA MALÉFICA

FINALIDADE:

Acabar com destruição, dissabores, contrariedades provocadas por energia maléfica na vida de uma pessoa.

MATERIAL NECESSÁRIO:

- Uma cabra pequena
- Cabaças cortadas ao meio
- Pedaços de papel de embrulho, usados
- Lápis vermelho
- Óleo de dendê
- Ọsun
- Mel de abelhas
- Ovos
- Morim vermelho
- Morim preto
- Fita de cetim vermelha
- Fita de cetim preta
- Algodão
- Ojubọ Òsun

PROCEDIMENTO:

1. A pessoa encosta sua cabeça na da cabra, pedindo o que desejar, em seguida o quadrúpede é sacrificado no Ojubọ Òṣún.

2. As cabaças são forradas com algodão. Dentro de cada uma colocar um pedaço do papel de embrulho, onde estará escrito a lápis as situações que a pessoa quer eliminar de sua vida.

3. Cortar cinco pedaços de carne da cabra e acondicioná-los nas cabaças. Passar os ovos no corpo da pessoa e coloca-os dentro das cabaças também, regando com óleo de dendê e mel de abelhas e polvilhando ọsun.

4. Colocar os morins vermelho e preto no chão, formando uma cruz. No centro dela depositar uma cabaça e envolvê-la com os morins, amarrando com as fitas.

5. Enterrar as cabaças em cinco lugares diferentes na mata, de preferência aos pés de uma árvore frondosa. O restante da cabra é despachado numa encruzilhada de terra próxima a uma cachoeira, com óleo de dendê, mel de abelhas e polvilhada com ọsun.

6. A pessoa deve tomar banhos lustrais durante cinco dias seguidos, conforme determinação do oficiante.

ELIMINAR PERSEGUIÇÃO, ATRAVÉS DOS ÒRÌṢÀ ÒGÚN E ÒṢÚN

FINALIDADE:

Eliminar perseguição astral e/ou física que levou a a pessoa a cometer uma série de erros, lhe causando danos morais, financeiros e afetivos.

MATERIAL NECESSÁRIO:

1ª FASE: LIMPEZA

- Ovos
- Bifes de fígado bovino
- Banho de limpeza, cozido:
  - ❖ Mangueira (folha e casca)
  - ❖ Cerejeira (folha e casca)
  - ❖ Amendoeira (folha e casca)
  - ❖ Alecrim (folha)
- Sal grosso
- Trouxinhas de pólvora
- òṣẹ́ dudu com enxofre em pó
- 30 cm de morim branco
- Bucha vegetal ou palha da costa

2ª FASE: OFERENDA A ÒGÚN:

- Um cabrito marrom
- Um galo vermelho
- Uma ẹtu

O USO MÁGICO E TERAPÊUTICO DO SABÃO-DA-COSTA

- Três iṣu
- Dois peixes tipo Corvina/Namorado
- Um alguidar nº 6
- Óleo de dendê

3ª FASE: OFERENDA A ÒṢÚN:

- Duas galinhas amarelas
- Uma ẹtu
- Uma codorna
- ½ Kg de feijão fradinho
- Óleo de dendê
- Mel de abelhas puro
- Uma sopeira de barro

4ª FASE: SEQÜÊNCIA DE BANHOS:
4.1. LUSTRAL:

- Aroeira
- Inhame
- São Gonçalinho

4.2. ÒṢẸ́ DUDU:

- Carvão vegetal em pó
- Óleo de dendê
- Ẹfun, em pó
- Sumo de folha da Fortuna

4.3. Àṣẹ:

- Canela em pó
- Cravo-da-Índia em pó
- Gengibre em pó

- Noz-moscada em pó
- Cominho moído
- Louro em pó
- Açafrão, uma pitada
- Açúcar mascavo
- Baunilha, uma fava
- Seis litros de água

PROCEDIMENTO:

1. Começar o ẹbọ passando no corpo da pessoa os bifes de fígado e os ovos, colocando-os sobre o morim estendido no chão. Em seguida, ao redor da pessoa, estourar as trouchinhas de pólvora.

2. Fazer uma trouxinha com o morim que estava no chão, despachando-a imediatamente numa lixeira de uma praça pública. Enquanto isso a pessoa toma o banho de limpeza seguido do banho com òṣẹ́ dudu.

3. Passar para a oferenda a Ògún, sacrificando em seu Ojubọ o cabrito. Arrumar no alguidar os iṣu, assados com óleo de dendê, partidos ao meio verticalmente, e os peixes, sacrificando sobre tudo o galo e a ẹtu. Regar com bastante óleo de dendê, deixando por 24 horas no Ojubọ, após despachar na mata.

4. Em seguida oferendar Òṣún sacrificando as duas galinhas em seu Ojubọ.

O USO MÁGICO E TERAPÊUTICO DO SABÃO-DA-COSTA

5. Sobre o feijão fradinho, cozido e misturado com óleo de dendê, sacrificar a ẹtu e a codorna. Regar com bastante mel de abelhas. Deixar no Ojubọ por 24 horas, após despachar próximo a um rio limpo.

6. Após os sacrifícios, fazer a seqüência de banhos na pessoa sendo que, após o de àṣẹ, não se enxuga, deixando que isso ocorra naturalmente.

7. Os animais sacrificados são servidos em sààrá.

OBSERVAÇÕES:
É recomendável que a pessoa faça bori.

ELIMINAR MAGIA MALÉFICA

FINALIDADE:
Eliminar magia maléfica que provocou doença de pele no corpo de uma pessoa que é Ọmọ Ọbaluaiye.

MATERIAL NECESSÁRIO:
- Ẹfun ralado
- Uma galinha preta
- Um pombo preto
- Um metro de morim preto
- Um alguidar riscado com carvão
- Óleo de dendê
- 200 gramas de carne bovina
- Folha de Bananeira

- Banho lustral com as folhas de:
  - ❖ Caruru Branco
  - ❖ Inhame
  - ❖ Golfo Branco
- òṣẹ́ dudu preparado com ẹfun ralado
- Banho de àṣẹ com as folhas quinadas de:
  - ❖ Manjericão
  - ❖ Levante
  - ❖ Colônia

PROCEDIMENTO:

1. Passar o morim no corpo da pessoa e colocá-lo dentro do alguidar, procedendo da mesma forma com a carne bovina.

2. Sacudir a pessoa com a galinha preta, sacrificando-a sobre o conteúdo do alguidar. Regar com o óleo de dendê e atear fogo, deixando queimar tudo. A pessoa a quem se faz o ritual não deve assistir o ẹbọ ser queimado.

3. O pombo preto é passado no corpo da pessoa, impregnado com ẹfun ralado e solto.

4. Tomar o banho lustral, seguido dos de òṣẹ́ dudu e àṣẹ; não enxugar o corpo, vestindo-se com roupas brancas.

5. Diante do Ajobọ Ọbaluaiye, fazer uma espécie de cama com as folhas de bananeira, onde a pessoa repousará por 24 horas.

6. O alguidar é levado para a mata, onde é colocado aos pés de uma árvore que já morreu, enquanto a pessoa toma a seqüência de banhos; o corpo da galinha é enterrado no mesmo local onde o ẹbọ é despachado.

OBSERVAÇÕES:
- A pessoa não deve parar o tratamento médico.
- É bom que a pessoa use roupas brancas durante sete dias, se alimente de comidas leves e tome suco natural de frutas de sua preferência.

BEBERAGEM PARA ELIMINAR MAGIA MALÉFICA

FINALIDADE:
Eliminar magia maléfica que culminou em convulsões.

MATERIAL NECESSÁRIO:
- Uma garrafa de gin
- Dois obi pupa
- Dois obi fúnfún
- Dois orogbo
- Erva, fresca de:
  - ❖ Passarinho
  - ❖ Guaco
  - ❖ Açafrão
- Gengibre

- Dois dandá-da-costa africano
- Uma panela de ferro
- Uma garrafa de cor ambar

PROCEDIMENTO:

1. Torrar na panela de ferro todos os ingredientes sólidos até obter um pó, peneirá-lo várias vezes para que fique fininho, misturá-lo com o gin e acondiciona-lo numa garrafa âmbar, deixando-a por três dias na Casa de Èṣù.

2. Antes da pessoa tomar a beberagem, passar por um ẹbọ de limpeza. Feito o ẹbọ, a pessoa deve ingerir a beberagem três vezes ao dia, usando uma colher de sobremesa como medida. Caso seja ministrado a uma criança menor de doze anos, a medida é de uma colher de café duas vezes ao dia; dos doze aos dezoito anos, a dosagem é uma colher de chá três vezes ao dia.

OBSERVAÇÃO:

Mesmo realizando o ritual, deve-se procurar um médico para que examine a pessoa, verificando se tal magia não deixou sequelas físicas.

INFUSÃO PARA ELIMINAR MAGIA MALÉFICA

FINALIDADE:

Eliminar magia maléfica que provocou vômitos, mal-estar, tontura, dor de cabeça, dores no estômago e insônia.

MATERIAL NECESSÁRIO:

- Dois litros de água
- Três gramas de folhas de abacate
- 5 gramas de alfazema
- 5 gramas de cardo-santo
- Uma cebola, média, picada
- Uma garrafa de dois litros

PROCEDIMENTO:

1. Na garrafa, colocar as folhas espicaçadas e a cebola picada, adicionar os dois litros d'água fer-ventes, tampar e deixar repousar por sete horas.

2. Após, a pessoa deverá tomar três xícaras de chá por dia, até os sintomas desaparecerem.

3. Antes de fazer uso desta infusão, a pessoa deverá passar por um **kósìpálàrá** conforme determinação do oficiante.

OBSERVAÇÕES:

É importante que a pessoa seja examinada por um médico para saber se não há sequelas e, caso as tenha, qual o melhor tratamento alopata ou homeopata a ser seguido.

UNGÜENTO PARA NÃO DEIXAR QUE MAGIA MALÉFICA PREJUDIQUE UMA PESSOA

FINALIDADE:

Afastar as forças deletérias que querem a destruição de quem se encontra sob influência de magia maléfica e a proteger, formando ao seu redor uma cerca invisível de energia positiva.

MATERIAL NECESSÁRIO:

- Uma panela de ferro, barro ou pedra sabão
- Orí
- Casca de mangueira, ralada
- Casca de jatobá, ralada
- Enxofre em pó, uma pitada
- Sabugo de milho, torrado e pilado
- Essência ou óleo essencial de almíscar
- Óleo de amêndoas doce
- Um pote de barro
- Uma colher de pau

OFO (ENCANTAMENTO):

A NSÁRÉ NÚ ĘKAN BÁ MI GBÉ ÒTÁ ŞUBÚ.

POPÓRÒ ÀGBÀDO KÍ Ì BÁ ÒLÓKÒ DÌ MÚ JÀ

ATATÚ NI TI GBĘGI.

O USO MÁGICO E TERAPÊUTICO DO SABÃO-DA-COSTA

TRADUÇÃO:

O sabugo do milho nunca briga com o fazendeiro.

Que o inimigo seja tão fraco nas mãos do lutador,
quanto o sabugo é nas mãos do fazendeiro.

O morador da árvore (espírito da floresta) não pode
ser derrubado.

PROCEDIMENTO:

1. Levar a panela de ferro ao fogo e, nela, derretar o **orí** enquanto adiciona gotas de óleo de amêndoas doces, misturando bem com uma colher de pau.

2. Aos poucos e devagar, acrescentar as cascas, o sabugo e o enxofre, não deixando de misturar em momento algum. Acrescentar a essência de almíscar, mexer rapidamente e apagar o fogo.

3. Acondicionar o unguento no pote, deixando esfriar e descansar por 6 horas; em seguida usá-lo no corpo todo.

4. No dia seguinte, tomar banho de higiene e passar o unguento na sola dos pés, ao redor do umbigo e plexo solar (na altura da popular "boca do estômago"). Vestir-se normalmente, assim como desenvolver suas tarefas rotineiras. Enquanto estiver passando no corpo recitar o **ọfọ**.

5. É importante que o oficiante ministre um **kosìpálárá** na pessoa antes de passar o unguento no corpo pela primeira vez.

CORTAR PERSEGUIÇÃO

<u>FINALIDADE:</u>

Eliminar perseguição provocada por inveja, rompimento de relacionamento amoroso, no local de trabalho ou mesmo astral.

<u>MATERIAL NECESSÁRIO:</u>

- òṣẹ́ dudu
- Uma panela de ferro, barro ou pedra sabão
- Um pote de ferro
- Um pouco de grama que criança pisa
- Carvão vegetal em pó
- Folhas, frescas de:
  - ❖ Corredeira
  - ❖ Erva-passarinho
  - ❖ Vassourinha de Relógio
- Ẹfun ralado
- Wãjí
- Um pombo branco
- Um pombo preto
- Um pote de barro

<u>*OFO (ENCANTAMENTO)*:</u>

A NSÁRÉ NÚ ÈKAN KÍ Ì SANSÁN; BI ENIYAN.

KÒ LÈ NKAN NKAN NLÉ OLUWARÈ NÍ.

MÁ LỌ N (nome da pessoa) JINNA NIBI, LOMIRAN ENIYAN.

O USO MÁGICO E TERAPÊUTICO DO SABÃO-DA-COSTA

TRADUÇÃO:

Nós não corremos no capinzal em vão;
se corremos atrás, alguma coisa é
porque alguma coisa perigosa está
correndo atrás de nós.
Vá correr (fulano), longe daqui, atrás de outra pessoa.

PROCEDIMENTO:

1. Torrar na panela de ferro: a grama, as folhas, a cabeça, as asas, os pés e as vísceras do pombo preto anteriormente sacrificado no Ojubọ Èṣù. O corpo da ave é despachado no local de onde se colheu a grama.

2. Misturar o pó conseguido ao òṣẹ́ dudu, carvão vegetal, ẹfun e wãjí.

3. Sacudir a pessoa com o pombo branco, impregná-lo com ẹfun ralado e soltá-lo. Em seguida tomar banho com o òṣẹ́ dudu.

4. Repetir o banho por sete dias consecutivos. Após esse período, tomar banho com o òṣẹ́ dudu uma vez por semana, no dia preferido da pessoa, até o preparado acabar. Não esquecer de todas as vezes que usar o òṣẹ́ dudu, recitar o ọfọ quatro vezes.

5. É necessário que o oficiante ministre um kósìpálárá na pessoa, antes que esta comece a usar o òṣẹ́ dudu preparado.

ELIMINAR IKAMBURUKU

FINALIDADE:

Eliminar a influência maléfica provocada por um ẽgún ikamburuku que lhe trouxe momentos desagradáveis como brigas, discussões, perdas, etc.

MATERIAL NECESSÁRIO:

DEFUMADOR (ANTES DO BANHO)

- Lençol branco
- Casca de cebola
- Casca de alho
- Benjoim em pó
- Mirra em pó
- Enxofre em pó
- Alecrim seco
- Sal grosso
- Pedaço de sabão de côco
- Uma esteira
- Roupa que a pessoa dormiu três noites
- Carvão Vegetal
- Incensador
- Chá (após o banho)
- Casca seca de manga
- Casca seca de laranja
- Erva cidreira
- Erva doce

O USO MÁGICO E TERAPÊUTICO DO SABÃO-DA-COSTA

BANHO (DEPOIS DO DEFUMADOR)

- Água (de cachoeira, se possível)
- Folhas, frescas, de:
  - ❖ Pẹrẹgun
  - ❖ Mangueira
  - ❖ Mariwo
  - ❖ Limoeiro
  - ❖ Laranja da Terra
  - ❖ Inhame
  - ❖ Mamoeiro
- Cascas das árvores:
  - ❖ Mangueira
  - ❖ Limoeiro
  - ❖ Mariwo
- Sal grosso

PROCEDIMENTO:

1. A pessoa, veste a roupa que dormiu por três noites, senta-se na esteira e cobre-se com o lençol branco. Ao seu lado fica o incensador com o defumador; caso a pessoa sinta-se mais confortável deitada em decúbito dorsal poderá fazê-lo.

2. Defumar por quinze minutos; em seguida tomar o banho lustral.

3. Após, tomar o chá pelo menos durante três dias, três vezes ao dia.

OBSERVAÇÃO

No dia que fizer ritual, não sair de casa, procurando evitar contato com outras pessoas.

LIMPAR UMA CASA COMERCIAL OU RESIDENCIAL ATRAVÉS DO ODÙ ÒKÀNRAN-ÒWONRÌN

FINALIDADE:

Tornar o ambiente limpo astralmente e o proteger contra energia maléfica que quiser invadi-lo. Proporcionar ao local harmonia, paz e tranquilidade.

MATERIAL NECESSÁRIO:

- Panela de ferro
- Cascas das árvores:
  - ❖ Mangueira
  - ❖ Pitangueira
  - ❖ Aroeira
  - ❖ Jenipapeiro
  - ❖ Jaqueira
- Folhas frescas de:
  - ❖ Aroeira
  - ❖ Goiabeira
  - ❖ Limoeiro
- Sal marinho
- Enxofre em pó
- Ẹfun ralado

O USO MÁGICO E TERAPÊUTICO DO SABÃO-DA-COSTA

- Um pote de barro
- Impressão do Odù Ọ̀kànran-Owonrìn

```
 ||  ||
 ||  ||
  |  ||
  |   |
```

ỌFỌ (ENCANTAMENTO):

Ọ̀KÀNRÀN-Ọ̀WÀRÌN!

ALÁGBÁRA BÍ AGÍYÀN!

ÓKÓ NÍ INÚ ODÙ;

IṢEGÚN EGÚNGÚN

Ẹ̀RÒ NÍ, Ẹ̀RÒ NÍ, Ẹ̀RÒ NÍ!

ÀṢẸ, ÀṢẸ, ÀṢẸ!

TRADUÇÃO:

Ọ̀kànràn-Ọ̀wàrìn!

Poder nascido do formigueiro!

Ele que não tem no destino

A arte de curar a morte;

Tem o antídoto, tem o antídoto, tem o antídoto!

Assim seja, Assim seja, Assim seja!

PROCEDIMENTO:

1. Torrar as cascas e as folhas na panela de ferro até transformar em pó, acrescentando o sal marinho, o enxofre e bastante ẹfun ralado.

2. Peneirar o pó sobre um prato branco e imprimir o Odù Ọ̀kànràn-Ọ̀wàrìn, recitando o ọfọ; em seguida, acondicioná-lo no pote de barro.

3. Quando soprar o ebú no local, colocar um pouco no prato branco, recitar o ọfọ, mentalizar o que deseja e soprá-lo em todos os cômodos da residência ou comércio. Soprar o ebú, no mínimo, três vezes por semana.

OBSERVAÇÕES:

Verificar se não há necessidade de fazer um ẹbọ lustral no local, antes de usar o ebú. Caso o local receba muitas pessoas, usar o ebú pelo menos duas vezes por mês.

VENCER UMA BRIGA JUDICIAL

FINALIDADE:

Através deste ẹbọ a pessoa que está em litígio terá caminhos abertos e a proteção do Òrìṣà Ṣàngó para obter vitória.

MATERIAL NECESSÁRIO:

- Ojubọ Ṣàngó
- Dois galos vermelhos
- Dois àmàlà diferentes
- Grãos de atare
- Moedas de diferentes valores
- Orogbo

O USO MÁGICO E TERAPÊUTICO DO SABÃO-DA-COSTA

- Gin
- Óleo de dendê
- Mel de abelhas
- Ẹfun ralado
- Ọsun
- Arìdan ralado
- Rapadura ralada
- Papel vegetal
- Lápis vermelho

PROCEDIMENTO:

1. Antes de fazer este ẹbọ a pessoa deverá passar por um kosìpálàrá.

2. No fundo de cada gamela colocar o papel escrito, a lápis vermelho, com todas as informações sobre o processo, regar com mel de abelhas, e então acondicionar o àmàlà.

3. Rodear o Ojubọ com os àmàlà e, diante da oferenda, a pessoa se mantém ajoelhada, iniciando, então, em sentido horário, o sacrifício dos galos sobre a comida votiva.

4. Em seguida, polvilhar os àmàlà com a mistura feita com ẹfun, ọsun, arìdan e rapadura, regando com óleo de dendê e mel de abelhas.

5. No centro de cada àmàlà, fincar o orogbo e a moeda, depois de terem sido passados na cabeça e no corpo da pessoa, respectivamente. O ofertante deverá mastigar, de cada vez, seus

grãos de **atare** com gin mentalizando o que deseja e barrufar sobre cada **àmàlà**.

6. Levantar a oferenda 6 horas apósdepois e despachá-la na mata; os galos são preparados e servidos a moradores de rua.

7. O oficiante deverá, ainda, oferendar as encruzilhadas próximas ao fórum e à residência da pessoa, assim como a **Èṣù Bairairé**, cuja oferenda deve ser cruenta.

ABERTURA DE CAMINHOS, DESENVOLVIMENTO FINANCEIRO E ABERTURA DE PEQUENA EMPRESA.

FINALIDADE:

Através de **Èṣù Aṣíkẹlù**, a pessoa terá seu caminho aberto para fazer associações comerciais que irão lhe proporcionar desenvolvimento financeiro.

MATERIAL NECESSÁRIO:

- Sete grãos de **atare**
- **Igbin**
- Três **àkàsà**
- Três **àkàràjẹ̀** com amendoim
- Um **obí fúnfún** de quatro gomos
- Óleo de dendê
- Sal

O USO MÁGICO E TERAPÊUTICO DO SABÃO-DA-COSTA

- Um prato de barro pintado de branco, preto e vermelho
- Banho quinado com as folhas:
  - ❖ Colônia
  - ❖ Levante
  - ❖ Fortuna
  - ❖ Mangueira
- òṣẹ́ dudu misturado com carvão vegetal em pó, sal grosso e sete gráos de atare moídos
- Bucha vegetal ou palha da costa

ÔFÔ (ENCANTAMENTO)

Èṣù Aṣíkẹlú aceite minha oferenda
Me ouça, rapidamente trazendo
O dinheiro para as minhas mãos.
Aṣẹ, Aṣẹ, Aṣẹ

PROCEDIMENTO:

1. Sacrificar o igbin no Ojubọ Èṣù Aṣíkẹlú e dividir o seu corpo em sete pedaços.

2. Cortar os àkàsà e os àkàràjẹ̀ em sete pedaços cada um.

3. Arrumar tudo no prato colorido, regar com óleo de dendê e polvilhar com sal.

4. Partir o obí, sobre o ẹbọ, de cada gomo tirar um pedacinho e mastigá-los juntos com os gráos de atare, recitando o Ọfọ, pedindo o que deseja e barrufar na oferenda.

5. Imediatamente após a realização do ẹbọ, despachar o mesmo numa encruzilhada de terra, aberta.

6. Voltar para o ègbẹ́, tomar o banho de limpeza com òṣẹ́ dudu e, em seguida, o de folhas frescas, vestindo roupas brancas ou claras após os banhos.

ABERTURA DE CAMINHOS ATRAVÉS DE BÀBÁ ẼGÚN OLULANÃ

FINALIDADE:

Eliminar magia maléfica da vida de uma pessoa, proporcionando-lhe abertura de caminho, sucesso, alegria, através do Ancestral Olulanã.

MATERIAL NECESSÁRIO:

- Um carneiro branco pequeno
- Um frango branco pequeno
- Um pombo branco
- Um metro de morim branco
- Dois guizos de metal
- Dois metros de corda
- Banho de òṣẹ́ dudu, misturado com wājí, osun, sal grosso e cascas raladas de mangueira, jaqueira e gameleira branca
- Banho lustral com as folhas de:
  ❖ Pẹrẹgun
  ❖ Caruru Branco

O USO MÁGICO E TERAPÊUTICO DO SABÃO-DA-COSTA

-- 94 --

- ❖ Pinháo Roxo
- ❖ Jenipapo
- ❖ Alfavaca
- Um obí
- Um orogbo
- Sete ou nove gráos de atare (homem/mulher)
- Ẹfun ralado
- Açúcar mascavo
- Gin
- Mel de abelhas puro

PROCEDIMENTO:

1. Sacudir a pessoa com o frango branco e sacri-ficá-lo no Ojubọ Èṣù Lọ́nã.

2. Enfeitar o carneiro com o morim branco e os guizos. Mastigar, obi, orogbo e os gráos de atare com um pouco de gin barrufando tudo nos ouvidos do animal, fazendo os pedidos que desejar. Em seguida, amarrar as patas do ani-mal, sacrificá-lo no Ojubọ Olulanã e enterrar o animal numa clareira na mata.

3. Enquanto isso, a pessoa toma o banho lustral, passa no corpo o pombo impregnado com a mistura feita com ẹfun e açúcar mascavo, sol-tando-o e pedindo para que voe e busque novos caminhos.

4. Após soltá-lo, a pessoa toma outro banho com o òṣẹ́ dudu preparado, coloca uma colher de

chá de mel de abelhas na mão direita e lambe. Não enxugar o corpo e, após o banho, estir roupas limpas.

OBSERVAÇÕES:

- Tomar banho com o òṣẹ́ dudu preparado à segundas-feiras, até que acabe, em seguida repetindo o preceito do mel de abelhas.
- Não fazer o ẹbọ, nem usar o òṣẹ́ dudu, no período menstrual.
- O frango branco, após o sacrifício, é cortado em quatro pedaços, que serão distribuídos em quatro encruzilhadas próximas.

ABERTURA DE CAMINHOS ATRAVÉS DA ÒRÌṢÀ ỌYA

FINALIDADE:

Este ẹbọ tem duas fases: a primeira irá eliminar da vida da pessoa energia negativa absorvida no local de trabalho, onde residem larvas, miasmas, forças deletérias; a segunda, irá propiciar fixação do àṣẹ da Òrìṣà Ọya, que atrairá para a vida da pessoa novos caminhos, novas possibilidades afetivas, amorosas e prosperidade.

MATERIAL NECESSÁRIO:

1ª FASE:

- Àkàràjẹ̀

O USO MÁGICO E TERAPÊUTICO DO SABÃO-DA-COSTA

- Àkàsà de fubá amarelo
- Ekuru
- Óleo de dendê
- Feijão fradinho moído crú
- Sal
- Um alguidar nº 4
- Banho lustral com folhas de:
  - ❖ Laranja da terra
  - ❖ Jenipapo
  - ❖ Jaqueira
  - ❖ Amendoeira
- Sal grosso
- Banho de òṣé dudu misturado com: enxofre, canela, cravo-da-Índia, ẹfun, açafrão e cominho em pó.
- Banho de àṣẹ quinado, com folhas de:
  - ❖ Manjericão
  - ❖ Salsa
  - ❖ Canela
  - ❖ Erva Prata
  - ❖ Akoko
- Um frango preto

2ª FASE:
- Uma gamela
- Um àmàlà com coração bovino
- Uma galinha vermelha gorda
- Nove àkàsà de leite

- Um ovo de tartaruga
- Moedas de cobre
- Óleo de dendê
- Mel de abelhas
- Nove grãos de atare
- Gin ou Aluá

PROCEDIMENTO:

1ª FASE:

1. Misturar dentro do oberọ o feijão fradinho moído com o óleo de dendê, sobre esta mistura, amarrar os akaraje, os àkàsà e os ekuru, depois de passados no corpo da pessoa.

2. Sacudí-la com o frango preto, sacrificando-o sobre o conteúdo do obero, regar com óleo de dendê e polvilhar com sal. Deixar o ẹbọ, aos pés do Ojubọ Èṣù por 30 horas. O frango fica ao lado, com o peito aberto, regado com óleo de dendê, e é levantado junto com o ẹbọ e despachado na mata ou em um bambuzal.

3. Logo após, ministrar a sequência de banhos: lustral, òṣẹ́ dudu e àṣẹ e vestir roupas claras.

2ª FASE:

Após os banhos, oferendar à Ọya o àmàlà, que é colocado na gamela da seguinte maneira:

1. Untar a gamela com óleo de dendê e mel de abelhas. Passar o ovo de tartaruga no corpo da

pessoa, acondicionando no fundo da vasilha, e ao seu redor as moedas de cobre. Sobre isto é que se coloca o amalá.

2. Os àkàsà são distribuídos sobre a comida votiva e então é feito o sacrifício da galinha sobre a mesma e sobre o Ojubó Ọya.

3. O oficiante, com o polegar da mão direita, imprime na testa, nuca, mãos e pés da pessoa, com sangue do sacrifício, dois riscos paralelos I I, deixando-a repousar diante do Ojubọ́ Ọya Onirá, junto ao àmàlà, por 6 horas.

4. Após esse tempo, o ìrúpìn sai para ser despachado na mata e a pessoa toma banho com o òṣẹ́ dudu. A galinha é servida em sàárá.

ABERTURA DE CAMINHOS

<u>FINALIDADE:</u>

Resolver situações da vida de uma pessoa que estejam emperradas devido a magia maléfica feita para lhe prejudicar, fechando-lhe todos os caminhos.

<u>MATERIAL NECESSÁRIO:</u>

- Um cabrito/cabra malhado (homem/mulher)
- Àkàsà de gema
- Àkàràjẹ̀ com quiabos
- Frutas diferentes da preferência da pessoa
- Um obí fúnfún de quatro gomos

- Um orogbo
- Ọsun
- Ẹfun
- Wãjí
- Óleo de dendê
- Mel de abelhas
- Folhas de mamona
- Moedas de vários valores
- Um alguidar nº 8
- Um metro de chitão
- Banho quinado com as folhas de:
  - ❖ Jenipapo
  - ❖ Colônia
  - ❖ Abre-caminho
  - ❖ Alfavaquinha
- Banho com òṣé dudu, preparado com:
  - ❖ Raiz de pimenteira, ralada
  - ❖ Ogá, pilado
  - ❖ Iyẹrọsun
- Vinte e um grãos de atare moídos
- Ojubọ Bàbá Ẽgún Àlábàòṣé.

PROCEDIMENTO:

1. Sacudir a pessoa com o chitão e com ele, em seguida, forrar o alguidar.

2. Ajoelhar a pessoa em frente ao Ojubọ Bàbá ÀlábàÒṣé, apresentar o quadrúpede à ela para que, simbolicamente, faça seus pedidos nos

ouvidos do animal. Em seguida, o mesmo é oferendado à ÀlábàÒṣẹ́ em sacrifício, deixando que um pouco do ẹjẹ caia sobre a pessoa. Feito o sacrifício, imediatamente levá-la para o banho de folhas, seguido pelo banho de òṣẹ́ dudu. Enquanto isso, dividir o quadrúpede em pedaços.

3. Sobre o chitão, no alguidar, arrumar as folhas de mamona e os pedaços de carne do animal.

4. A pessoa, já de banho tomado e vestida com roupas brancas, se coloca diante do alguidar e vai arrumando, como quiser, os àkàsà, os àkàràjẹ̀, as frutas e as moedas, sempre mentalizando o que deseja para si a partir deste ẹbọ.

5. Por último, o oficiante passa na cabeça da pessoa o obí e o abre sobre o ẹbọ; procede da mesma forma com orogbo, cortando-o em duas partes.

6. Polvilhar tudo com ọsun, ẹfun e wãjí, regar com óleo de dendê e bastante mel de abelhas e, sem demora, despachr na mata.

OBSERVAÇÕES:

- Este ẹbọ pode ser realizado na mata, num bambuzal, invocando Bàbá Àlábàòṣẹ́.

- Através do oráculo o oficiante poderá verificar se outro Bàbá Ẽgún aceita a tarefa e concorda em receber a oferenda.

- O quadrúpede pode ser substituído pelo animal que o Bàbá Ẽgún quiser.
- É importante que a pessoa, nessa noite descanse no Ègbẹ́, sendo liberada pela manhã.
- Neste ẹbọ o resguardo se faz presente, ficando a pessoa por 48 horas sem relação sexual, bebidas alcoólicas, carne vermelha, banhos de mar e sol.

ABERTURA DE CAMINHOS

FINALIDADE:

Proporcionar a uma pessoa, que se encontra sem perspectiva de vida, redescobrir-se viva e atrair novos caminhos profissionais, afetivos e/ou amorosos.

MATERIAL NECESSÁRIO:
- Uma preá
- Óleo de dendê
- Sal
- Mel de abelhas
- Papel vegetal ou papel seda
- Grafite ou lápis comum
- Metade de uma cabaça
- Fitas de cetim nas cores: branca, vermelha, amarela e azul
- Sete grãos de atare
- Gin (ou outra bebida destilada)

O USO MÁGICO E TERAPÊUTICO DO SABÃO-DA-COSTA

- Uma faca incandescente
- Impressão do Odù Ọ̀bárà-ṣé:

```
 I    I
II   II
 I   II
II   II
```

ỌFỌ (ENCANTAMENTO):

O mel é sempre doce
A criança nunca rejeita o mel
Que eu nunca rejeite viver bem
Que o dinheiro venha para mim
Que a amizade e o amor
Sejam meus companheiros constantes
Aṣẹ, Aṣẹ, Aṣẹ

PROCEDIMENTO:

1. Sacrificar a preá no Ojubọ Èṣù, com a faca incandescente atravessada na altura do "pescoço" do animal. Em seguida, colocá-lo dentro da cabaça e abrir-lhe o peito.

2. Escrever no papel vegetal o que deseja conseguir, com grafite ou lápis; colocar um pouco de sal e mel de abelhas, misturá-los com o dedo médio da mão direita, e em seguida imprimir o Odù Ọ̀bárà-ṣé e rezar o Ọfọ.

3. Colocar o papel dentro do peito da preá, envolver seu corpo com as fitas, uma de cada vez, e acondiciona-la na cabaça. Regar com óleo de dendê e mel de abelhas e polvilhar com sal.

4. Mastigar os grãos de atare com um pouco de gin, fazer o ọfọ novamente, barrufando em seguida sobre o trabalho.

5. Despachar o ẹbọ na mata.

ABERTURA DE CAMINHOS

FINALIDADE:

Proporcionar abertura de caminhos, novo emprego, novas amizades e convites através do Òrìṣà Ògún.

MATERIAL NECESSÁRIO:

- Um cabrito pequeno
- Iṣu
- Espigas de milho
- Sete Obí fúnfún
- Óleo de dendê
- Sal
- Folha de Mariwo
- Ojubọ Ògún
- Gin
- Sete grãos de atare
- Um tacho de ferro

O USO MÁGICO E TERAPÊUTICO DO SABÃO-DA-COSTA

PROCEDIMENTO:

1. Colocar o tacho de ferro, untado com óleo de dendê e forrado com Mariwo, diante do Ojubọ Ògún. Dentro do tacho, arrumar os iṣu e as espigas com as pontas para cima.

2. Os obí são passados no corpo da pessoa, sendo quatro jogados inteiros dentro do recipiente. Então, proceder o sacrifício do cabrito sobre o Ojubọ Ògún e o tacho. Após este ritual, regar o ẹbọ com óleo de dendê, sobre este jogar os 3 obi abertos e polvilhar tudo com o sal.

3. Mastigar os atare com gin, mentalizar o que deseja e barrufar sobre o Ojubọ e o tacho.

4. Em seguida, despachar o tacho na linha férrea. Voltar ao Ègbé e tomar banho lustral e de àṣẹ conforme recomendação do oficiante.

5. Limpar o cabrito, prepará-lo a gosto e oferendá-lo a pessoas no próprio Ègbé ou a moradores de rua. A pessoa, se quiser, também pode levar o cabrito para a sua casa, prepará-lo e comer com a família ou amigos.

ABERTURA DE CAMINHOS

FINALIDADE:

Propiciar caminhos abertos para conseguir emprego, que lhe proporcionará alegria, bem-estar, harmonia e paz.

MATERIAL NECESSÁRIO:

- Um galo vermelho, pequeno
- Morim azul escuro
- Morim vermelho
- Folhas de Capeba
- Grãos, crus, um punhado de:
  - ❖ Feijão mulatinho
  - ❖ Feijão carioquinha
  - ❖ Feijão roxinho
  - ❖ Feijão fradinho
- Raspa das solas de um par de sapatos da pessoa
- Poeira da casa da pessoa
- Moedas fora de circulação
- Terra de duas encruzilhadas próximas a casa da pessoa
- Açúcar mascavo
- Sal
- **Ojubọ Ògún**
- Sete grãos de **atare**

PROCEDIMENTO:

1. Sacudir a pessoa com o galo e sacrificá-lo no **Ojubọ Ògún**, sem decepar a cabeça da ave;
2. Cortar a ave ao meio verticalmente.
3. Estender os morins no chão e, sobre cada um, colocar: três folhas de capeba, a metade do galo, dos grãos, da raspa da sola, da poeira da casa, da terra de encruzilhada e das moedas.

O USO MÁGICO E TERAPÊUTICO DO SABÃO-DA-COSTA

4. A pessoa, então, deverá mastigar os grãos de atare, mentalizando o que deseja e cospindo-os sobre as metades preparadas dos galos.

5. Em seguida, polvilhar com açúcar mascavo e uma pitada de sal. Fazer duas trouchas e despachá-las, a amarela nas águas de um rio limpo e a vermelha na linha férrea.

6. Após o ẹbọ, a pessoa, deve tomar banhos lustrais e de àṣẹ.

7. Quando a pessoa for convocada para alguma entrevista, mastigar quatro grãos de atare, mentalizar o que quer e engolir, colocando na mão direita um pouco de mel e lambendo três vezes, dizendo:

Assim como a doçura
do mel, que não se acaba
e é sempre aceito
Que eu seja doce e aceito.

ABERTURA DE CAMINHOS ATRAVÉS DO ODÙ IKÁ-MÈJÍ

FINALIDADE:

Permitir que o usuário consiga alcançar os seus objetivos mais rapidamente através do Odù Iká- Mèjí.

Material Necessário:

- Sementes de algodão
- Milho branco cozido
- Ẹfun ralado
- Semente de girassol
- Óleo de dendê
- Ọsun
- Wãjí
- Casca de árvore de palmeira
- Panela de ferro de barro ou de pedra sabão
- Um Ikodidẹ
- Casca de ovo de pata
- Iyẹrọsun
- Um pote de cobre
- Impressão do Odù Iká-Mèjí:

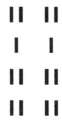

- Egbo com orí
- Algodão cru

ỌFỌ (DE ENCANTAMENTO):
ÈFÚFÚ FÙ LẸLẸ LÓNÍ KÍ Ì WỌN
NFI Ó NI FÚNFÚN FÚN MI;
ỌPẸ̀ LÓPẸ̀ ÉJÌKÁ, TI K'Ó JẸ́ KÍ Ọ̀RUN;

OBQ KÍ ÌKÁ MÉJÌ ÓKÁ GBOGBO IBI KÚRÒ LÓNÀ MI À ṢẸ, À ṢẸ, À ṢẸ!

TRADUÇÃO:

O barulho da tempestade, hoje, nos cumprimenta
usando branco por mim;
Em torno de duas palmeiras, que ele
é cumprimentado no céu;
separando algodão, o Odù Iká Méjì,
cumprimenta toda narrativa, num lugar
ao longo do meu caminho.
Assim seja, assim seja, assim seja!

PROCEDIMENTO:

1. Torrar na panela de ferro os ingredientes, exceto o ẹfun e o iyẹrọsun, até obter um pó bem fino. Juntar ao pó o ẹfun ralado e o iyẹrọsun e misturar bem.

2. Espalhar um pouco do ebú no chão, diante do Ojubọ Oṣúmárè, imprimir o Odù Iká Méjì e recitar o ọfọ. Em seguida, cobrir a impressão com egbo, orí e algodão. O que restar, acondicionar no pote de cobre.

3. Três vezes por semana, em dias alternados, o usuário colocará um pouco do ebú na mão esquerda, recitará o ọfọ e passará na cabeça, no plexo solar e na sola dos pés, mentalizando o

que deseja conseguir. Deve usar o ebú mesmo depois de ter conseguido o objetivo, até acabar.

OBSERVAÇÕES:

- Mulheres no período menstrual não devem usar o ebú.
- O ebú deve ser utilizado pela manhã, antes da pessoa sair de casa para o trabalho.
- Mesmo que o usuário trabalhe em casa ou não trabalhe, após usar o ebú deve sair.

AGILIZAR E FACILITAR A OBTENÇÃO DE FAVORES

FINALIDADE:

Obter facilidades para conseguir com que uma pessoa lhe favoreça em seus propósitos.

MATERIAL NECESSÁRIO:

- Um prato de barro
- Dois obi de quatro gomos
- Sete ou nove grãos de atare (homem/mulher)
- Um àkàsà de gema
- Mel de abelhas
- Sal
- Um frango vermelho
- Um pade de mel
- Um pade leite

O USO MÁGICO E TERAPÊUTICO DO SABÃO-DA-COSTA

- Banho lustral, fervido, com as folhas:
    - Inhame
    - São Gonçalinho
    - Laranja-da-terra
- Sal grosso
- Banho com òṣẹ́ dudu misturado aos pós de: canela, louro, gengibre, noz-moscada e iyẹrọsun
- Um alguidar nº 4
- Impressão do Odù Ọ̀bàrà-ṣé:

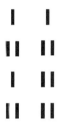

<u>ỌFỌ (ENCANTAMENTO):</u>
Minha cabeça é boa,
Fará com que (dizer o nome da pessoa)
Faça o que eu quero
Assim como a colher do pedreiro
Só faz o que ele quer.
Aṣẹ, Aṣẹ, Aṣẹ

<u>PROCEDIMENTO:</u>

1. Antes de começar o ẹbọ, tomar o banho lustral, em seguida o com òṣẹ́ dudu.

2. Colocar o prato em frente ao usuário, passar os obi na sua cabeça, recitando o ọfọ, partí-los em gomos e arrumá-los no alguidar.

3. No centro do alguidar colocar o àkàsà fora da folha.

4. Passar o frango vermelho no corpo da pessoa, sacrificá-lo sobre o conteúdo do prato não separando a cabeça do corpo, regar com mel de abelhas e cobrir com sal;

5. No prato, após o sacrifício, traças o Odù Ọ̀bàrà-ṣé mastigando atare, em número de grãos conforme o sexo da pessoa, e em seguida cuspir sobre o ẹbọ; no alguidar acondicionar o frango com o peito aberto, recheado com os pade.

6. Deixar o prato e o alguidar juntos, aos pés do Ojubọ do Òrìṣà patrono do Ẹ̀gbẹ́, por 24 horas; após esse tempo despachar o irùpín na mata, aos pés de uma árvore frondosa.

7. Até a pessoa conseguir o que deseja, tomar, diariamente e em jejum, o banho com o òṣẹ́ dudu preparado.

NOVAS CONQUISTAS

FINALIDADE:

Atrair forças que lhe auxiliarão conquistar o que deseja.

MATERIAL NECESSÁRIO:

- òṣẹ́ dudu

- Búzios torrados e pilados
- Sândalo em pó
- Cedro em pó
- Semente de girassol moída
- Semente de papoula moída
- Açafrão em pó
- Noz-moscada em pó
- Cominho em pó
- Uma galinha amarela
- Uma cabaça com tampa
- Uma espiga de milho, nova, torrada e pilada

QFQ (ENCANTAMENTO):

KINI ÀGBÀDO Á MÚ BÒ? IGBA QMQ
KINI ÀGBÀDO Á MÚ BÒ? IGBA AŞQ.

TRADUÇÃO:

O que o milho traz para casa? Duzentas crianças
O que o milho traz para casa? Duzentas roupas.

PROCEDIMENTO:

1. Misturar ao òşé dudu os elementos em pó, moídos e pilados.

2. Dar a galinha para que a pessoa peça tudo que deseja, em seguida sacrificá-la na mistura e tornar a misturar, desta vez recitando o qfq e jogando o hálito sacralizado sobre o òşé dudu.

3. Deixar a mistura repousar na cabaça, onde é acondicionada, aos pés da Òrìsà Òşún,

por cinco dias. No sexto dia tomar banho, em jejum, com o òṣẹ́ dudu preparado, recitando o ọfọ e mentalizando o que deseja.

4. Tomar o banho de cinco em cinco dias, até o òṣẹ́ dudu terminar.

5. A galinha é preparada a gosto da pessoa e servida em sààrá. No dia em que usar o òṣẹ́ dudu não dividir absolutamente nada com ninguém, nem emprestar algo.

ATRAIR COISAS BOAS

FINALIDADE:

Atrair coisas boas, propostas de novos negócios, novo emprego e melhora nas relações afetivas.

MATERIAL NECESSÁRIO:
- òṣẹ́ dudu
- Um pombo branco
- Um ikodidé
- Quatorze grãos de atare
- Raiz de batata doce
- Folhas, frescas de:
  - ❖ Fortuna
  - ❖ Sálvia
  - ❖ Melão São Caetano
  - ❖ Hortelã
- Uma panela de ferro

O USO MÁGICO E TERAPÊUTICO DO SABÃO-DA-COSTA

- Um pote de barro
- Morim branco

PROCEDIMENTO:

1. Sacrificar o pombo no Ojubọ Èṣù. A cabeça, as patas e as vísceras são colocadas no morim branco e enterradas aos pés de Ìrókò.

2. Na panela de ferro, torrar o corpo do pombo junto com os demais ingredientes, exceto o pote e o òṣé dudu. Transformar num pó bem fino, misturá-lo ao òṣé dudu, acondiciona-lo no pote de barro e deixar por 72 horas diante do Ojubọ Èṣù.

3. Após esse tempo, usar o òṣé dudu para banho, em jejum, às segundas, quartas e sextas-feiras até o mesmo acabar.

TORNAR UMA SITUAÇÃO FAVORÁVEL

FINALIDADE:

Favorecer a obtenção de favores, de empréstimo de dinheiro, de mudança de emprego, de promoção funcional.

MATERIAL NECESSÁRIO:

- Ẹbọ e banho lustral
- Um(a) galo/galinha branca (homem/mulher)
- Um(a) pombo/codorna (homem/mulher)

- Um **obi fúnfún** ralado
- Um **ogá** pilado
- Folha de Ìrókò seca
- Açúcar mascavo
- Sumo de folha de manjericão
- **òṣẹ́ dudu**
- Pote de barro
- Penas de cada ave, torradas
- Morim azul

PROCEDIMENTO:

1. Após o ẹbọ e o banho lustral, dar o galo/galinha e o pombo/codorna para que a pessoa faça os seus pedidos. Em seguida as aves são sacrificadas em louvor a Iyẹmọja.

2. As cabeças, os pés, as asas e os miúdos das aves são colocados sobre o morim azul, amarrando-o como se fosse uma trouxa e lançado ao mar.

3. Preparar as aves conforme a pessoa goste.

4. Enquanto isso, preparar o **òṣẹ́ dudu** com os outros ingredientes. Misturar bem, acondicioná-lo no pote de barro e deixá-lo aos pés do **Ojubọ Iyẹmọja** por 36 horas. Após esse tempo, usá-lo normalmente às segundas-feiras.

5. Quando terminar de preparar o **òṣẹ́ dudu**, dar um pouco para que a pessoa já tome banho e, em seguida, comer as aves preparadas. Os ossos são despachados no mar, envoltos em um

pedaço de morim azul. Durante três dias a pessoa não poderá se alimentar de aves, de qualquer tipo.

ATRAIR COISAS BOAS

FINALIDADE:

Encantar o usuário, proporcionando-lhe abertura de caminho e atração de coisas boas para a sua vida.

MATERIAL NECESSÁRIO:

- òṣẹ́ dudu
- Cascas raladas de:
  - ❖ Paraíso
  - ❖ Mangueira
  - ❖ Baobá
  - ❖ Jenipapo
  - ❖ Ìrókò
  - ❖ Akoko
- Água de rio
- Um igbin
- Perfume da preferência da pessoa
- Uma cabaça média cortada ao meio

PROCEDIMENTO:

1. Durante sete dias a pessoa deverá lavar a cabeça com um pouco de òṣẹ́ dudu, guardando um pouco da água que enxaguou a cabeça.

2. No sétimo dia prepara-se a magia com o òṣẹ́ dudu misturado às cascas raladas e ao ẹjẹ do igbin, gotas do perfume e um pouco de água guardada.

3. Acondicionar o òṣẹ́ dudu já preparado na cabaça, deixando-a por 72 horas aos pés do Ojubọ Ọbatala.

4. Após esse tempo, tomar banho às segundas, terças, quartas e quintas-feiras à meia noite, intercalando as semanas, até o preparado terminar.

ATRAIR BOA SORTE, DINHEIRO E COISAS BOAS

FINALIDADE:

Atrair boa sorte, dinheiro, pessoas que o ajudarão a conseguir coisas boas, como por exemplo, melhoria no local de trabalho, empréstimo de dinheiro, etc.

MATERIAL NECESSÁRIO:

- Uma panela de ferro, barro ou pedra sabão
- òṣẹ́ dudu
- Um pombo branco
- Vinte e um grãos de atare
- Um pimentão vermelho
- Uma espiga de milho
- Mel de abelhas
- Óleo de dendê

O USO MÁGICO E TERAPÊUTICO DO SABÃO-DA-COSTA

- Seis folhas de:
    - ❖ Fortuna
    - ❖ Saião
    - ❖ Agrião
    - ❖ Akoko
    - ❖ Louro
- Ẹfun
- Ọsun
- Wãjí
- Uma gamela pequena
- Impressão do Odù Ọ̀barà-fun

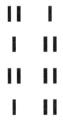

<u>ỌFỌ (ENCANTAMENTO):</u>
"A RÌN YỌ MÁÀ NI T'ÀGBÀDO
ATA ILÓRÙNKỌ KÍ Ì BÍNÚ ÀJẸ́
ÀJẸ́ KÍ Ì BÍNÚ SÌNKÍNRÍN MI NÌ
ẸIYẸLE KÍ Ì BI ONÍLÉ NÍNÚ"

<u>TRADUÇÃO:</u>
O milho caminha com alegria
O pimentão não odeia a feiticeira
A feiticeira não odeia o saião
O pombo não provoca o ódio do Dono da Casa.

PROCEDIMENTO:

1. Na panela de ferro, torrar os seguintes ingredientes: os grãos de atare, o pimentão, as folhas, a espiga de milho, o óleo de dendê, o mel de abelhas, o ẹjẹ e as vísceras do pombo.

2. Depois de torrar, pilar e peneirar, misturar ao òṣẹ́ dudu, acrescentar o wãjí e o ọsun, tornar a misturar.

3. No fundo da gamela imprimir, com ẹfun, a marca do Odù Ọ̀bàrà-fun, e acondicionar o òṣẹ́ dudu preparado. Sobre ele polvilhar ẹfun ralado, tornar a imprimir o Odù Ọ̀bàrà-fun, recitando o ọfọ seis vezes.

4. Deixar a gamela no Ojubọ Òṣún por 72 horas, após esse tempo começar a usar o sabão da seguinte maneira: em jejum, a pessoa toma o banho com o òṣẹ́ dudu, em seguida, com o dedo indicador da mão direita, mistura num pratinho branco um pouquinho de óleo de dendê e mel de abelhas e lambe a mistura, recitando o ọfọ três vezes. Em seguida fazer as coisas que normalmente faz diariamente.

5. Usar o sabão às terças e quintas-feiras. Nesses dias não ingerir bebida alcoólica.

ATRAIR BOA SORTE ATRAVÉS DO ODÙ ỌFÚN MÉJÌ

FINALIDADE:

Atrair coisas boas, bons negócios, melhor emprego.

MATERIAL NECESSÁRIO:
- òṣé dudu
- Folhas caídas aos pés de uma bananeira
- Folhas caídas numa praça
- Folhas caídas na beira do rio
- Areia de rio
- Folha de milho
- Cabelo de pessoa albina
- Raspa da sola do sapato de quem faz o ritual
- Urina da pessoa
- Uma cabaça média com tampa
- Impressão do Odù Ofun Méjì

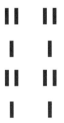

ỌFỌ (ENCANTAMENTO):
ORIRE NI T'ÀGBÀDO
ÀGBÀDO RÌN HÒHÒ D'ÓKO
Ó KÓ RÈ BÒ WÁ ILÉ.

TRADUÇÃO:

"O milho tem boa sorte.

O milho vai nu para o campo.

Ele, pega a Boa Sorte e volta para casa com ela."

PROCEDIMENTO:

1. Torrar os ingredientes na panela até obter um pó, peneirá-lo e misturá-lo ao òṣẹ́ dudu, acondicionando na cabaça.

2. Imprimir sobre ele o Odù Òfún Méjì, recitando o ọfọ três vezes.

3. Após 24 horas tomar o primeiro banho com o preparado, à meia-noite, e, conforme se ensaboar, repetir o ọfọ três vezes. Só voltar a tomar banho 24 horas após.

4. Usar o òṣẹ́ dudu às quartas-feiras. Fazer uma sequência de sete banhos, um intervalo de três semanas, e voltar a usar o òṣẹ́ dudu até acabar.

PROSPERIDADE ATRAVÉS DE BÀBÁ ẼGÚN ỌLÚLANÃ

FINALIDADE:

Conseguir ser notada em seu local de trabalho, atraindo a simpatia do chefe e ganhando uma promoção, inclusive podendo ser transferido para outra cidade.

MATERIAL NECESSÁRIO:

- Um carneiro pequeno
- Pedaço de roupa usada pela pessoa
- Quatro moedas vigentes
- Óleo de dendê
- Mel de abelhas
- Fitas de cetim coloridas: branco, azul, amarelo, vermelho, preto, verde e rosa
- Guizos
- Espelhos redondos
- Um alguidar nº 8
- Punhados de milho branco
- Punhados de feijão fradinho
- Punhados de arroz
- òṣẹ́ dudu, misturado com:
  - ❖ Enxofre em pó
  - ❖ Iyẹrçsun
  - ❖ Aridɛn, ralada
  - ❖ Lẹlẹkun
  - ❖ Bẹjẹrekun, moído
- Ovos
- Um pombo branco, somente o ẹjẹ
- Nove gráos de atare moídosUm chifre bovino
- 20 cm de morim branco

PROCEDIMENTO:

1. Preparar o òṣẹ́ dudu antes do ẹbọ, acondicionando-o no chifre envolvido no morim.

2. No **Ojubọ Bàbá Ọlúlanã**, sacrificar o carneiro sem separar a cabeça do corpo, colocando-o no alguidar. Abrir o peito do animal, colocando as moedas, os grãos e os ovos.

3. Prender os guizos nas fitas e envolvê-las no animal sobre o alguidar, enfeitando-o.

4. Dar os espelhos para que a pessoa se mire, sorrindo, pedindo que a partir daquele momento se torne contente, alegre, que as pessoas a vejam com olhos de bondade e carinho. À medida que fizer isso, colocar os espelhos dentro do alguidar, ao redor do animal. Regar com óleo de dendê e bastante mel de abelhas.

5. Sair imediatamente para despachar o ẹbọ na mata.

6. O oficiante deve ministrar, antes do banho com **òṣẹ́ dudu**, um banho de folhas fervido, a seu critério.

7. O **òṣẹ́ dudu** deverá para ser usado em jejum, até acabar, às segundas e quintas-feiras.

PROSPERIDADE ATRAVÉS DO ÒRÌṢÀ ỌBATALA

<u>FINALIDADE:</u>

Levantar e fazer prosperar a vida de uma pessoa que sofreu injustiças, difamações, injúrias e constrangimentos morais.

O USO MÁGICO E TERAPÊUTICO DO SABÃO-DA-COSTA

MATERIAL NECESSÁRIO:

- Uma ovelha branca
- Dezesseis alguidares nº "4"
- Dezesseis porções de egbo
- Algodão
- Ẹfun, ralado
- Velas africanas com orí
- Igbin
- Pombos brancos
- Seis alguidares nº "00"
- Gin
- Banhos: lustral e de àṣẹ

PROCEDIMENTO:

1ª FASE:

Forrar os alguidares nº "4" com algodão e um pouco de egbo. Preparar as velas africanas.

2ª FASE:

1. A pessoa encosta sua cabeça na da ovelha, mentalizando o que deseja para a sua vida, em seguida é feito o sacrifício a Ọbatala.

2. A ovelha é dividida em dezesseis pedaços que são colocados dentro dos alguidares.

3. É feito um círculo com os alguidares, a pessoa fica no centro, e vão sendo passados em seu corpo os igbin que, em seguida, são sacrificados sobre os pedaços de cabra. Ao terminar o

sacrifício dos **igbin**, cobrir tudo com **egbo** e polvilhar bastante **efun**.

4. Acender as velas ao redor da oferenda e colocar gin nos alguidares nº "00".

3ª FASE:

A pessoa é retirada do local e levada para um caminho de subida. Conforme subir, passar no corpo os pombos e soltá-os. Voltar para o **Ègbé** e tomar os banhos conforme determinação do oficiante.

OBSERVAÇÕES:

*   Este **ebo** começa no **Ègbé**, quando são feitos os sacrifícios; em seguida a pessoa vai, de preferência, para a mata, fazer o ritual dos pombos e volta ao **Ègbé** para os banhos.

*   A partir do dia que faz o **ebo** a pessoa deve vestir-se de branco por oito dias. Não é necessário que se vista completamente de branco, mas que use alguma peça aparente nessa cor.

*   Não é bom fazer combinações com as cores preta e vermelha.

AUMENTAR FLUXO DE DINHEIRO E CLIENTELA

FINALIDADE:

Magnetizar o usuário e atrair mais clientes para o seu

estabelecimento comercial, consequentemente aumentando o fluxo de entrada de dinheiro.

MATERIAL NECESSÁRIO:
- Um alguidar nº "4"
- Óleo de dendê
- Mel de abelhas
- Ovos de galinha
- Um galo vermelho
- Uma galinha amarela
- Gin
- Grãos de atare

PROCEDIMENTO:
1. Untar o alguidar com óleo de dendê e mel de abelhas.
2. Passar os ovos no corpo e arrumá-los na vasilha.
3. Sacudir a pessoa com as aves, sacrificando-as sobre os ovos.
4. Regar com óleo de dendê e mel de abelhas, despachando numa encruzilhada de terra. Os corpos das aves são enterrados aos pés de uma árvore frondosa.
5. Tomar banho lustral a critério do oficiante.

PROSPERIDADE

<u>FINALIDADE:</u>

Propiciar ao usuário melhores propostas no local de trabalho; caso tenha seu próprio negócio, aumentar o seu desenvolvimento. Melhorar sua condição financeira através de recebimento extra de dinheiro.

<u>MATERIAL NECESSÁRIO:</u>

- òṣẹ́ dudu
- Ikodidẹ́
- Penas de agbe
- Pena de ẹtu
- Cabelo de criança que nasceu na lua cheia
- Cabelo de pessoa albina
- Areia do mar de duas praias diferentes, colhidas na lua cheia
- Um obi fúnfún
- Um orogbo
- Folhas frescas de:
  - ❖ Fortuna
  - ❖ Paraíso
  - ❖ Almécega
- Óleo de dendê
- Vinte e um grãos de atare
- Mel de abelhas
- Uma panela de ferro
- Um pote de cobre

O USO MÁGICO E TERAPÊUTICO DO SABÃO-DA-COSTA

- Impressão do Odù Ọsá-Bàrá:

```
 I   II

II    I

II    I

II    I
```

PROCEDIMENTO:

1. Torrar os ingredientes na panela, exceto o òṣé dudu, até transformar em um pó fino. Misturar ao òṣé dudu, acondicioná-lo no pote de cobre e imprimir sobre ele o Odù Ọsá-Bàrá.

2. Deixar o preparado no Ojubọ Ọya por 24 horas. Após, tomar o primeiro banho à meia noite e ingerir uma colher de café de mel de abelhas, mentalizando tudo o que quer.

3. A pessoa deverá tomar banho com o òṣé dudu todas as quintas feiras à meia noite até terminar, lembrando de, a cada banho, ingerir o mel.

4. Não usar o òṣé dudu no período menstrual.

PROSPERIDADE ATRAVÉS DO ODÙ ÒBÀRÀ-MEJI

FINALIDADE:

Obter prosperidade, abertura de caminho, entrada rápida de dinheiro e sorte em associações comerciais.

MATERIAL NECESSÁRIO:

- Milho verde cozido e debulhado
- Vinte quatro fatias de côco seco
- Feijão fradinho cozido
- Orì
- Camarão seco
- Camarão fresco
- Coração bovino picado
- Cebola ralada
- Ovos crús de galinha
- Ovos cozidos de galinha
- Espigas de milho cozidas
- Um pedaço de favo de mel
- òṣẹ́ dudu
- Sabugo das espigas de milho
- Um pombo branco
- Um pimentão verde
- Duas gamelas
- Uma cabaça pequena com tampa
- Mel de abelhas
- Cravo-da-Índia, em pó
- Sumo das folhas de:
  - ❖ Saião
  - ❖ Girassol
  - ❖ Canela
  - ❖ Louro
- Uma panela de ferro

- Óleo de dendê
- Impressão do Odù Ọ̀bàrà Méjì

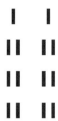

PROCEDIMENTO:

1ª FASE:

1. Untar uma gamela com óleo de dendê para acondicionar o milho cozido, enfeitando com as fatias de côco seco.
2. Untar a outra gamela com mel de abelhas e, no fundo dela, arrumar os ovos crús passados no corpo da pessoa. Sobre eles acondicionar o ọmọlọkun feito com o feijão fradinho, ori, camarão fresco e seco, cebola ralada.
3. Descascar os cinco ovos cozidos, arrumá-los sobre o ọmọlọkun e, no centro dele, colocar o pedaço de favo de mel. Reservar os dois pratos.
4. Na panela de ferro, torrar o pimentão verde e o sabugo de milho, acrescentando o sumo das folhas, o mel de abelhas e o óleo de dendê.
5. Misturar ao òṣẹ́ dudu, em seguida sacrificar o pombo e tornar a misturar tudo.

6. Acondicionar o òṣẹ́ dudu preparado na cabaça, imprimir nele o Odù Ọ̀bàrà Méjì.

2ª FASE:

A pessoa, toma banho com o òṣẹ́ dudu e, diante do Ojubọ Ṣàngó, oferenda as duas comidas votivas, regando-as com óleo de dendê, mel de abelhas e pulverizando com cravo-da-Índia em pó. Neste momento, a pessoa imagina sua vida ascendendo, progredindo com muito sucesso.

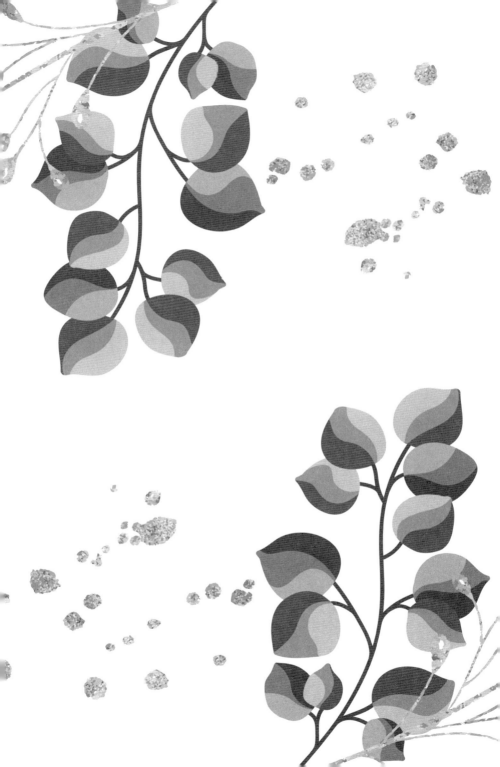

SABER PEDIR, RECEBER E AGRADECER

Tem um provérbio cubano que diz: "*Aquele que dá sempre acha que é muito, o que recebe sempre acha que é pouco*". As centenas de pessoas que conheci em minha vida são sempre gulosas no momento de pedir, pedem tudo a todo momento e de tudo. Ocupam as divindades com caprichos e pedidos inúteis, pois, daqui a pouco, satisfeitos em seu capricho, pedem mais e mais.

Como dizia Raul Seixas, "*gente é tão louca e tem sempre razão, quando consegue um dedo já não serve mais, quer a mão*". Não sabem e nem foram orientadas para tal: quem pede deve pagar. De que maneira? Com comportamentos bons ou oferendas (muitos preferem este caminho e, com isso, tentam comprar as divindades). Não entendem, porém, que no mundo invisível não existe corrupção.

Para pedir é necessário saber o que vai pedir: seja objetivo em seus propósitos, não querendo tudo ao mesmo tempo. Faça o melhor de si para a obtenção de créditos. Quando a benesse chegar, saiba receber e, por último, saiba agradecer com fervor. De preferência, compartilhe com o próximo suas alegrias e o que você mais tiver. Somente assim as bênçãos chegarão a você.

ECOLOGIA E CULTOS AFROBRASILEIROS

Nossos alunos na Yorubana, na UERJ, e em palestras e conferências têm trazido a mim vários questionamentos e inquietudes quanto ao posicionamento dos cultos afrobrasileiros frente ao destino do planeta. Muitos afirmam que está cada dia mais difícil a prática do Culto, e eu digo que isso é um bom sinal, pois quando a sociedade se mobiliza para tentar achar novos parâmetros de comportamento, isto é positivo. Principalmente no nosso caso, me parece perfeitamente lógico e oportuno uma série de medidas saneadoras e higiênicas, algumas vezes criticadas por pessoas costumazes. Àqueles que querem um Culto Tradicional, moderno sem ser modernoso e o de quanto as normas de conduta da sociedade vigente, com o imperativo não só nacional, mas também internacional, não será difícil se adequarem a novas e promissoras realidades.

Não quebre garrafas nas encruzilhadas ou em qualquer outro lugar. Isto não tem sentido nenhum e nenhum valor sacromágico. A pessoa certamente está extravasando seu ódio mortal diante de um evento que não se modificará com essa estúpida atitude. Se você quer oferecer bebida alcoólica, ofereça num alguidar, num coité ou em uma cabaça, evite copos de louça, porcelana e similares.

Acender velas é um bom negócio, para os fabricantes. Para que acender velas se os Òrìṣà já são iluminados? Esta é uma herança da cultura judaico-cristã, que nada tem a ver com religiões de matrizes africanas. A maioria dos fabricantes de velas compra os restos delas, em igrejas, cemitérios etc. e a parafina "*in natura*", que é um subproduto do petróleo, é adquirida, na maioria das vezes em Camaçari, na Bahia. Normalmente tudo é misturado e as velas são moldadas de diferentes formas e tamanhos, além de aromatizadas e coloridas artificialmente, ou seja, algumas têm odor e cor de mel, porém não o são. A vela de parafina apenas ilumina o espaço físico onde é acesa.

Outras práticas muito comuns, como por exemplo, acender velas dentro de casa para espíritos de familiares mortos, para **aiyekuru**, "Òrìṣà" ou mesmo "Santos Católicos", terminam por atrair espíritos esmolares, sofredores e inconformados com sua atual realidade que se agregam ao local e trazem enfermidades, brigas, discussões, mal-estar, aborrecimentos etc. Mesmo que as velas sejam acesas em cruzeiros nas igrejas ou nos cemitérios, podem acarretar alguns dissabores, pois algum desses espíritos que certamente se encontram num desses locais poderão acompanhá-lo por se identificarem com você. Nossos mortos necessitam de preces e rituais apropriados, feitos no **Ojubọ Egungun** constantes dentro da religião que seguimos, e quanto aos nossos Òrìṣà, eles não precisam ser iluminados por velas, pois eles têm luz própria, uma vez que são Deuses.

Somente a vela de cera de abelha ou carnaúba, a de sebo de carneiro ou a africana - que é feita com trança de algodão "*in natura*" ou hidrófilo embebida em óleo de dendê, óleo de coco, óleo de algodão, óleo de milho, azeite de oliva ou òrí derretido - é que irá irromper o astral. As velas específicas que acendemos, obedecendo alguns critérios mágicos, estão relacionadas ao mundo invisível e chamam a atenção para que o astral reconheça o trabalho sacro-mágico que foi realizado.

Em todo caso, tenha muito cuidado ao acender velas de qualquer tipo, caso esteja na mata e proceda o ato de acender vela, espere que a queima se dê por completo para depois deixar o local.

A oferenda que você entrega ao Òrìṣà, seja ela cruenta ou incruenta, rapidamente entra em decomposição pela própria ação do clima, dos germes, das bactérias, da força da gravidade, dos resíduos negativos das pessoas em volta, da baixa qualidade dos produtos. Enfim, tudo isso contribui para o rápido apodrecimento, no máximo em 3 horas quando a temperatura for elevada e no máximo de 5 quando estiver frio. A energia vital já foi explorada por todo o tipo de entidade, rapidamente se decompondo através da cadaverina. Por isso, após o tempo citado o mais inteligente é verificar junto a sua autoridade religiosa o tempo de permanência da oferenda aos pés do Òrìṣà. Depois encaminhe para a compostagem, queime tudo ou enterre em algum lugar segundo as prescrições de Ifá.

Liberte-se da ideia de corromper o Òrìṣà através da quantidade usada na oferenda, mas pense em fazer a oferenda priorizando a qualidade do material empregado e do sentimento que lhe invade no momento de fazer e/ou entregar a oferenda. Nas oferendas realizadas na natureza como rios, cachoeiras, mar, podem ser utilizados: obi, orogbo, mel de abelhas, óleo de dendê, açúcar, sal, ọsun, ẹfun, wàjí etc. em pouca quantidade, porém, que seja genuíno.

FERNANDEZ PORTUGAL FILHO

Não há necessidade de fazer grande quantidade de egbo ou qualquer outra comida para oferecer ao Òrìṣà ou mesmo para ser utilizado em ẹbọ. Se por determinação de Òrúnmílá você tiver que oferendar um àmalá para Ṣàngó, compre quiabos suficientes. Se quiser adquirir ou se ganhar uma caixa de quiabos, use o necessário para fazer o àmalá e o restante dê para pessoas ou instituições de caridade. Assim, você fará justiça e obviamente Ṣàngó agradecerá e lhe retornará com coisas boas. Lembre-se enquanto você entrega grandes quantidades de comidas, milhares de pessoas no mundo estão com fome. Quando fizer festividades que contenham muita comida, lembre-se bem que comem os Òrìṣà, os mortos, os ọmọ e os convidados. Porém, dê uma parte significativa para o povo na rua, mas não esqueça do "Povo da Rua".

Não jogue tecidos, plásticos, garrafas, barcos, espelhos, perfumes etc. nas águas doces ou salgadas, pois eles poluem e demoram anos para se desfazerem. Se você fizer oferendas de alimentos coloque-as em folhas de bananeira, de mamona, de couve, de pẹrẹgun etc. tudo isso é biodegradável.

Conforme determinação oracular, ẹbọ e oferendas podem ser incinerados, enterrados ou espalhados sobre a terra, cumpra as ordens de Òrúnmílà.

Se você tem outras sugestões para continuidade deste trabalho envie para: yorubana@globo.com.

Não destrua a natureza, os Òrìṣà agradecem.

Yorubana: uma Nova e Moderna Perspectiva do Ensino Afro-brasileiro e Tradicional Religião Yorùbá

O que é a Yorubana?

Quando esta pergunta nos é formulada, respondemos sempre que somos estudiosos e sacerdotes do Culto aos Òrìṣà com uma intensa participação. Desenvolvemos, gradativamente ao longo dos anos, um extenso trabalho de pesquisa de campo, voltados em grande parte aos cultuadores dos Òrìṣà, com o propósito de aprofundar as investigações a cerca do Candomblé e da Tradicional Religião Yorùbá.

Propósitos Básicos

O Instituto de Cultura Yorùbá, simplesmente conhecido no Brasil pela denominação de *Yorubana*, é uma entidade cultural, filosófica, teológica, cujos principais objetivos são normarizar, dignificar, salvaguardar, ensinar e preservar a intensa herança cultural religiosa notadamente de origem yorùbá na formação cultural do País.

A quem se destinam os cursos ministrados pela Yorubana?

Nossa maior clientela e nosso público mais fiel são realmente ilustres membros das Comunidades Terreiros como Bàbáláwò, Bàbálórìṣà, Ìyálórìṣà, Ekẹji, Ogã, etc. Porém, isso não significa que apenas estas pessoas nos procurem. Nossos cursos estão abertos a todas as pessoas que participam por crença da prática do Candomblé e/ou estejam identificados com sua importância no contexto cultural de nossos valores e tradições. Portanto, isto não impede que pessoas de todos os níveis culturais e sociais, ou praticantes de distintas religiões, participem.

O QUE PRETENDEMOS COM NOSSOS CURSOS?

Conduzir o aluno a uma intensa reflexão sobre a existência dos complexos rituais dos cultos afro-brasileiros, tão praticados em nosso país, porém, em alguns momentos tão pouco compreendidos. Pretendemos, com isso, trazer novos conhecimentos sobre a realidade do Candomblé, sua história e tradição, importante veículo para o desenvolvimento, conhecimento e perpetuação das tradições, facilitando assim o estudo à luz da ciência contemporânea, explicando de forma simples, porém correta, os rituais, dogmas, tabus e injunções da diversificada trama ritual dos candomblés pertencentes à etnia **Yorùbá**. Desmistificar errôneos conceitos que, embora já consagrados, fazem parte de uma proposta de omissão e dominação, possibilitando, desde o neófito até o pesquisador mais experiente, novas teorias que possam ampliar e enriquecer o imenso elenco de informações sobre o culto aos **Òrìṣà**.

TRADIÇÃO

Existimos desde 2 de janeiro de 1977, contando com o apoio e estímulo das Embaixadas de vários países africanos: Nigéria, Ghana, Senegal, Gabão e Costa do Marfim. Nosso propósito básico é contribuir com algumas correções, reparando lamentáveis omissões, existentes em nosso arcaico sistema educativo, no que se refere à memória, identidade, cultura, educação e perspectiva dos africanos e seus descendentes em nosso País.

Tal omissão proposital funcionou como endosso à perpetuação de práticas e teorias que visam inferiorizar os descendentes africanos. Foram durante décadas discriminados todos os praticantes dos cultos afro-brasileiros, os terreiros invadidos, seus dirigentes presos. Porém, a arbitrariedade cometida não silenciou totalmente os atabaques e ilu bata, e a força dos afrodescendentes se fez sentir presente em toda a nossa vida cultural. Com essa exposição acima e nossa experiência em ensino, declaramo-nos pioneiros no ensino sistematizado de cursos de cultura religiosa afro-brasileira e Tradicional Religião Yorùbá.

O Ensino Religioso Afro-Brasileiro e Tradicional Religião Yorùbá

O Ensino Religioso Afro-brasileiro e de Tradicional Religião Yorùbá é conduzido dentro de moderna pedagogia e didática de ensino dirigido.

Dinâmica das Aulas

Aulas expositivas e práticas utilizando transparências, vídeos, DVDs, trabalhos em grupo, leitura e discussão geral de textos previamente selecionados, de acordo com cada peculiaridade dos cursos. Utilizando os mais modernos recursos áudiovisuais, contando cerca de oitocentos "slides" em cores e de vídeos e DVDs, realizados no Brasil, na Nigéria e em Cuba, CDs de cânticos rituais, além de fotografias, cartazes, gravuras, transparências, etc; enfim todo material que possa contribuir para o melhor e mais eficiente aprendizado.

PÚBLICO ALVO

A grande maioria de nossos cursos são ministrados somente para iniciados no Culto aos Òrìṣà, outros não, ensejando, assim, a oportunidade de qualquer pessoa que não seja praticante dos cultos aos Òrìṣà possa participar. Realizamos também, palestras, conferências e cursos em universidades.

Nossos cursos contam com apoio de professores yorùbá, como também de entidades no exterior. Nossa experiência é de mais de vinte e oito anos, com mais de cem cursos realizados nas principais capitais brasileiras e no exterior, contabilizando um universo de aproximadamente três mil alunos. Todo e qualquer curso no exterior é sempre realizado para um público de no mínimo vinte alunos, ministrados em espanhol e permitindo ao aluno gravar as aulas. No Brasil, os cursos para estrangeiros têm apenas os valores acrescidos de tradução.

QUAIS SÃO OS CURSOS MINISTRADOS NA YORUBANA?

Baseados em intensa pesquisa de campo no Brasil, na Nigéria e em Cuba, além de nossa experiência profissional e de uma bibliografia atualizada, calcada na realidade das religiões de matriz africana e da Tradicional Religião Yorùbá, realizamos os seguintes cursos em português ou em espanhol, via CDs:

- Introdução ao estudo do Candomblé
- De Èṣù a Òṣàlà

O USO MÁGICO E TERAPÊUTICO DO SABÃO-DA-COSTA

- Ajobo Òrìṣà Mi (assentamento do meu Òrìṣà)
- Ritual de Iniciação no Candomblé **Kétu**
- Ẹbọri (Bọri) - o sagrado alimento à Cabeça
- Cosmogonia **Yorùbá**
- A Linguagem Secreta dos **Odù**
- Culto **Ẽgúngun**
- Íyàmí – O Culto às Mães Feiticeiras
- Aje, Òrìṣà da Riqueza
- **Adura, Òrìṣà Mi** (Rezas do meu Òrìsà)
- **Abikú, Abiko** e Biaṣẹ
- Magia **Yorùbá**
- Como Administrar um Ilé **Aṣẹ**
- Magia afrobrasileira
- Candomblé **Kètú** – Herança afrobrasileira
- **Ọlọkun**, Senhor de todos os oceanos
- **Òdùdùwá** – O Bastão de **Ẽgun**
- **Èṣù** – Senhor de todos os caminhos

Ministrante dos cursos:

Professor **Fernandez Portugal Filho**, professor universitário e doutorando em Antropologia Sociocultural pela Universidade de Havana. Autor de vinte e dois livros e dez apostilas sobre cultura afro-brasileira.

Se você desejar entre em contato conosco, deixe sua mensagem e telefone, que em seguida retornaremos. Caso você deseje receber gratuitamente o catálogo de publicações de livros e apostilas e o catálogo de cursos, nosso contato é:

Fernandez Portugal Filho

YORUBANA

Caixa Postal 40.095 – Ag. Central – Rio de Janeiro/RJ
CEP 20210-972 – Brasil

| Email: | yorubana@zipmail.com.br |
| | yorubana@globo.com |

| Telefone: | (21) 3181-6022 / 3738-6132 |
| WhatsApp: | (21) 9 9807-7594 |

O Autor e sua obra

Fernandez Portugal Filho é daquelas pessoas a quem o nome se adianta à pessoa e lhe confirma, de antemão, o carisma e a inteligência. Desde os meus primeiros anos como ìyàwó, os escritos do autor já me guiavam nas descobertas e primeiros passos dentro da religião dos Orixás. Quando, em 2019, o vi entrar no estande da Editora Arole Cultural durante a Bienal do Livro do Rio de Janeiro, meus olhos brilharam e o cumprimento se adiantou, balbuciando: "professor Fernandez Portugal, bem-vindo!".

Assim se deu nosso primeiro encontro no qual, para minha honra e felicidade, se transformou também nas obras "Vamos Falar Yorùbá", publicada pela Arole Cultural em 2020 e, talvez, a obra mais completa sobre o idioma e a gramática yorùbá publicada no Brasil. Em sua segunda obra em nossa editora, "Ìyámì Ọṣọ́ronga – O Culto as Mães Feiticeiras", publicado em 2021 e, tornando-se best seller imediato, com a publicação nos Estados Unidos garantida pela editora Llewellyn Worldwide, tradicional nome da literatura mágico-religiosa, professor Fernandez traz ensinamentos múltiplos, capazes de satisfazer as mais diferentes camadas sociais, seguidores e/ou simpatizantes das mais plurais vertentes tradições espirituais de matriz africana, com profundos ensinamentos, completos e sobretudo, eficazes sobre a magia e o poder feminino. Agora, em seu terceiro livro publicado através da Arole Cultural, este grande mestre nos presenteia com receitas tradicionais de magias e terapias através do sabão-da-Costa, tradicional ingrediente das religiões de matriz africana que, além de seus poderes, por seu aroma característico remontam caras memórias dos tempos de iniciação a todas as pessoas dedicadas aos Orixás.

Autor de cerca de quarenta livros e apostilas e mais de uma centena de artigos em jornais e revistas, além de ter prestado consultorias para a TV Globo, à extinta TV Manchete e inúmeras produções cinematográficas no Brasil e no Exterior, Fernandez Portugal Filho é discreto e de fala calma, transmitindo confiança e segurança e seu histórico editorial e profissional lhe apresentam com respeito e louros devidamente conquistados por seu empenho e dedicação.

Antropólogo e jornalista brilhante, atua como professor na UERJ (Proeper) e como professor titular de Antropologia das Religiões Afrodescendentes e Tradicional Religião Yorùbá, desde 1996, na Universidade de Havana-Cuba, viajando com frequência ao continente africano para pesquisar "*in loco*" as religiões e práticas advindas, sobretudo, da Nigéria. É também sacerdote do Culto aos Òrìṣà e de Ifá na Tradicional Religião Yorùbá, dirigente do Ẹgbẹ Awo, no Rio de Janeiro.

Para a Editora Arole Cultural, assim como para mim como sacerdote dos Òrìṣàs, é uma honra tê-lo como amigo e poder contar com suas publicações.

Diego de Oxóssi
Editor-chefe da Arole Cultural

O USO MÁGICO E TERAPÊUTICO DO SABÃO-DA-COSTA

Outras obras do autor

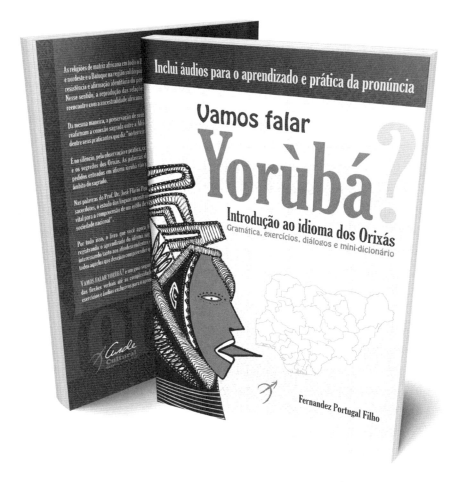

VAMOS FALAR YOURÙBÁ é um guia completo para o aprendizado do idioma, desde os conceitos iniciais até as complexidades de sua gramática, acompanhado por um minidicionário e caderno de exercícios. Com o livro, receba acesso gratuito aos áudios exclusivos para o aprendizado da pronúncia yorùbá!

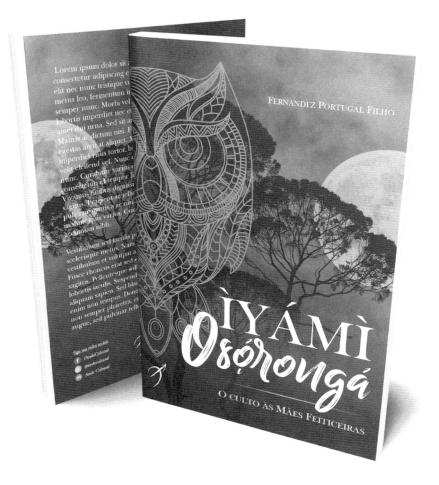

Em **Iyami Oxorongá - O Culto às Mães Ancestrais**, o pesquisador, escritor e sacerdote de Tradição Iorubá Fernandez Portugal Filho traça as origens míticas e espirituais dessas energias-potência, apresentando seus fundamentos religiosos, as sociedades secretas de culto às Forças Ancestrais da gestação e criação, suas rezas de invocação e culto em iorubá e em português, bem como apresenta receitas de rituais e oferendas para apaziguar sua ira e atrair suas bênçãos ao nosso dia-a-dia.

GLOSSÁRIO COMENTADO

ÀBÀRÀ – Pequeno bolo, feito com feijão fradinho moído, cebola ralada, sal, óleo de dendê, envolto em folha de bananeira, cozido no vapor; servido votivamente a alguns Òrìṣà. Também é usado na culinária típica afrobaiana, quando é permeado com vatapá ou caruru e camarões inteiros.

ABÉRÉ – (*Parinari spp., Chrysobalanaceae*) – Fava amarronzada, de aproximadamente, 1,5 cm de diâmetro. Utilizada nos "assentamentos", principalmente da Òrìṣà Òṣun; é também um dos elementos que compõem o òṣú.

ÀBÍKÚ – Do yorùbá ÀBÍ (= nascer), KÚ (= morrer). "Espíritos Viajantes", cuja morada principal é a árvore Ìrókò, se introduzem no ventre materno. "Nascem e morrem" antes de chegar à idade adulta. Vários sacrifícios rituais específicos precisam ser realizados para cessar esta síndrome.

ADÍN – Óleo viscoso, de coloração marrom escuro e odor forte; extraído do interior do caroço do dendê. Utilizado para fins mágicos, medicinais e na preparação da comida votiva de alguns Òrìṣà. Também diz-se "Adi". No Brasil, popularizou-se como "ṣoṣo". É um "ẹwọ" de Èṣù.

ADÚRÀ – Do yorùbá GBÀDÚRÀ (= rezar, fazer oração). Reunião de palavras de saudação aos Òrìṣà, podendo ser recitada ou cantada. Também os evoca para que o Ọmọ Òrìṣà ou simpatizante suplique por proteção, vitória sobre inimigo, saúde, felicidade, etc.

ÀGÁNJÚ – Literalmente, "região selvagem", "deserto", em yorùbá. Sobrinho de Ṣàngó. Assimilado como qualidade deste nos cultos afrobrasileiros é um Òrìṣà independente, representado através dos vulcões. Força telúrica, da Era Plutônica. Suas cores emblemáticas são: amarelo, bordeaux e branco.

ÀGBÀ – Em yorùbá, adjetivo que designa o homem ou a mulher velhos e/ou idosos, portanto, possuidores de saberes ancestrais.

ÀGBÀDÀ – Traje masculino de origem africana; constituído de calça, túnica e blusa comprida de mangas longas, bordadas ou não. Usado como traje típico por diversas etnias, tais como nigerianas, beninenses, togolesas etc. Palavra, presumivelmente, de origem árabe; incorporada ao vocabulário yorùbá.

ÁGBÀNÁ – Energia negativa que se apodera de uma pessoa e cujo objetivo principal é o de não permitir a materialização do dinheiro nas mãos dela. O que recebe, gasta aleatoriamente. Não segura o dinheiro.

AGBÈ ou OGBÈ – Pássaro africano similar ao Cuco. Também conhecido como "Edun". Sua cor predominante é o azul noite, com algumas penas bordeaux. Tem grande representação no culto à Egúngún.

ÀGBÒ – Composto líquido, que pode ser cozido ou não; constituído de ervas, frutos, cascas, raízes, sementes, minerais e sangue de alguns animais sacrificados. Utilizado por via oral ou através de banhos rituais. Não confundir com o conteúdo feito com de ervas e outros componen-tes putrefatos.

ẼGÚN – Espírito Ancestral, cultuado à parte, na Sociedade **Egúngún**, sendo a mais notória, no Brasil, a da Ilha de Itaparica, na Bahia. Esses "Espíritos" usam roupas multicores e possuem um culto sigiloso e complexo. Tem como propósito punir, normar, codificar, aconselhar e dar continuidade ao àṣẹ e à cultura ancestral.

ÀIYÁGBÀ – "Rainha". Contraparte feminina de OBA (Rei). Forma designativa para nomear as Òbìrìnṣà, ou seja, as Òrìṣà femininas, como: Òṣun, Iyemọja, etc.

ÀIYÉKÚRÚ – Entidades dos cultos afro-brasileiros, especialmente da Umbanda e Quimbanda, que tiveram corpo físico e encarnação terrena. Possuem cultos específicos e atendem pelos nomes genéricos de "Exu" (quando masculinos, com X, grafado diferentemente do Èṣù africano) ou "Pombagira", quando femininos, ou ainda nomes específicos, tais como: Tranca-Ruas, Veludo, Lodo, Tiriri, Sete Pinotes, Toquinho de Ouro, Pino da Meia Noite; Maria Rosa, Maria Molambo, Maria Padilha, Cigana da Estrada, Maria das Sete Catacumbas, Maria Navalha, etc.

AJABÒ – Forma apocopada do yorùbá, ONJẸ (= comida), BỌ (= adorar), ONJẸBỌ (= comida de adoração). No Brasil, tornou-se Ajabọ ou Ajebò. Comida votiva, constituída de quiabos picados circularmente, mel de abelhas, ẹfun ralado, água de coco, azeite doce, clara de ovo; geralmente, oferendada à Ọbatala, Ṣàngó e Ìrókò.

ÀJÁGÚN – Epíteto de Ògún.

ÀJÀLÀ – Epíteto de Ọbátálá. Encarregado de moldar as cabeças físicas no momento da criação do ser humano. Principal deidade do culto a Orí. Significa, literalmente, "a arte de criar e esculpir".

AJAPÁ – Quelônio da família dos quelídeos; popularmente chamado de "Cágado". Principal quadrúpede oferendado a Ṣàngó, embora outros Òrìṣà também o aceitem em sacrifício. Representa a longevidade e a astúcia.

AJÈ – Epíteto de Ajè Ṣàlúgá. Divindade yorùbá, de origem regional, protetora dos comerciantes. Associada à ideia de ganhos e de riqueza.

AJẸ́ – Em yorùbá, "Feiticeira". Epíteto de Íyàmí (As Mães Ancestrais).

ÀJÍMÚ – Do yorùbá ÀWA (= A = nós), JÍ (= acordar), MÚ (= beber). Literalmente, "nós acordamos e bebemos". Oferenda ritual, incruenta e pequena, com o objetivo de aclarar uma situação, um pensamento, e conseguir realizar um desejo e/ou reverter um quadro desfavorável na vida de uma pessoa. Qualquer Òrìṣà recebe este tipo de oferenda que tanto pode ser sólida quanto líquida.

AJÒBọ́ – Artefato individual; representativo do Òrìṣà. Constituído de diversos elementos do mundo mineral, animal e vegetal. Espécie de bateria, transmissora e receptora de energias defensivas e ofensivas. Popularmente conhecido no Brasil como "assentamento". Por exemplo: AJÒBọ́ ÈṢÙ (= Assentamento de Èṣù).

O USO MÁGICO E TERAPÊUTICO DO SABÃO-DA-COSTA

ÀKÀRÀJẸ́ – Do yorùbá àkàrà (= bolinho de feijão fradinho), jẹ (= verbo comer). Bolo feito de feijão fradinho, camarão seco, cebola ralada. Símbolo de crescimento, multiplicidade; servido aos Òrìṣà. É altamente protéico. Também é comida típica das afro-baianas; nas ruas de Salvador e Rio de Janeiro, em seus tabuleiros de quitutes.

ÀKÀSÀ – Comida yorùbá, utilizada na culinária profana e sacro-mágica. Representativa do "Corpo do Òrìṣà", da união do Òrun e do Àyé. Feita de farinha de milho branco, é levada ao fogo com água até tornar-se gelatinosa e envolta em folha de banana ou em outras espécies de folhas, ligeiramente aquecida no fogo, tendo a forma piramidal ou espiralada. O mesmo que Ẹkọ.

ÀKÒKÒ – (*New bouldia laevis seem., Bignoniaceae*). Associada à Òbìnrìnṣà Ọya. Representa riqueza, prosperidade, abundância, muito empregada nos rituais sacro-mágicos dos cultos afrobrasileiros. Esta folha é usada por quase todos Òrìṣà, por suas propriedades mágicas.

ÀLÁBÁNṢẸ́ – Literalmente, em yorùbá, ÀLÁ (= Cobertura), BÁ (= Ajuda), ṢẸ́ (= Seiva). "A seiva que ajuda a cobrir", epíteto de Bàbá Ẽgún.

ÀLÁBÒRÍO – Epíteto de Bàbá Ẽgún associado ao Òrìṣà Ọbatalá.

ÀLÁFÍÀ – No Jogo de Búzios corresponde ao décimo-sexto Odù. Associado à Ọbatala, ao branco, ao mistério e às doenças hepáticas.

-- *153* --

ALẸ̀ – Literalmente, em yorùbá, "Noite". Epíteto de Èṣù e de Ògún.

ALGUIDAR – Do árabe "AL- GIDÃR". Vasilhame de barro, assimilado pela cultura yorùbá que, serve para acondicionar comidas votivas; ẹbọ e ajọbọ́, dos Òrìṣà nos cultos afrobrasileiros. Usado, também, para servir comidas típicas da culinária afro-brasileira. Também chamado de ìgbá-ẹbọ ou de ọbẹrọ.

ÀLÚWÀ – Bebida refrigerante de origem africana; vendida por negros escravos nas ruas do Rio de Janeiro nos séculos XVIII e XIX. Também é bebida ritual nos antigos Candomblés de Caboclo. Bebida não alcoólica, resultante da fermentação de grãos, cascas, frutos e raízes, de gosto acre-doce. Muito apreciada pelos adeptos dos cultos afrobrasileiros. Servida também aos Òrìṣà. Também se escreve "Aluá".

ÀMÀLÀ – Palavra de origem yorùbá. Comida votiva oferendada à alguns Òrìṣà, principalmente Ṣàngó. Feito com quiabos, óleo de dendê, camarão seco, cebola e farinha de mandioca, serve a diversas finalidades, como, por exemplo: abertura de caminho, prosperidade, vitória judicial, etc. O mesmo que Ọ́màlà.

ARABÚÌNÃ – Do yorùbá, ÀRÁ (= corpo), BÚ (= que cobre), ÌNÃ (= fogo). "O corpo coberto de fogo". Epíteto de Bàbá Egún, associado ao Òrìṣà Aganju Òlaṣibọ́.

ÀRÌDAN – *(Tetrapleura tetraptera tau., Leguminosae mimosoideae)* – Fava aromática de cor amarronzada, que serve, segundo os cultos afrobrasileiros, a todos os Òrìṣà. Utilizada também para banhos, atin e defumação. Popularmente conhecida no Brasil como "Olhos de Ifá".

ASIKELÚ – Epíteto de Èṣù.

ÀṢẸ – Palavra yorùbá, popularizada no Brasil, como expressão múltipla de desejo, de coisas boas. Realização e estabilidade, corporificadas no mundo físico através dos pedidos aos Òrìṣà. Poder de realização individual ou coletivo através de elaboradas práticas rituais.

AṢẸṢE – Significa, em yorùbá, "a Origem da Origem". Cerimônia Fúnebre, iniciada logo após o sepultamento, com o propósito de desvincular o Òrìṣà do corpo físico do morto, objetivando levá-lo ao Òrun para que não traga conseqüências desagradáveis aos participantes daquela comunidade. Tem, também, a finalidade de louvar e constituir, a partir de então, uma vinculação futura no Culto Egúngún, se o morto era um ilustre membro do Candomblé.

AṢQ – Literalmente, "roupa", em yorùbá. Expressão usada para designar as vestes rituais dos Òrìṣà nos cultos afrobrasileiros.

ATARE – (*Xilopia aethiopica (a. rich), Anonaceae*). No Brasil, conhecida popularmente como "pimenta-da-costa". Fava de pimenta com sabor picante, muito usada na culinária tradicional afronegra e, especialmente, na magia yorùbá. Mastigada e lançada sobre os objetos emblemáticos dos Òrìṣà, ativa "Poderosas Forças Invisíveis" auxiliares mágicos na execução dos ẹbọ. Possui grande eterismo.

ATIN ou EBU – Pó fino, mágico, utilizado para as mais diversas finalidades nos cultos afrobrasileiros, tais como: abertura de caminho, fechamento de corpo, etc. Constituído de folhas, frutos, cascas, raízes, sementes, elementos minerais e, também, de ossos de animais sacrificados. No Culto Angola-Conguense é conhecido como *pemba*. A rigor, a palavra atin ou atinsá quer dizer árvore; em Èwé fón, porém, foi assimilada no Brasil como pó sagrado.

AWÒ – Literalmente em yorùbá, "segredo". Termo relacionado aos rituais secretos das Sociedades Ògbónì, Orò, Òrun, Àbíkú, etc. Assim como também designa o iniciado no Culto aos Òrìṣà (= "Awò Òrìṣà") e, no Culto a Ifá (= "Awòfá").

BÀBÁLÁWÒ – Homem iniciado no Culto à Òrún-mílà e nele consagrado sacerdote, que não tem possessão através do Òrìṣà. Utiliza-se do Òpélè e Ikin Ifá para o processo divinatório.

BÀBÁLÓRÌṢÀ – Cargo masculino da maior autoridade de um dirigente espiritual em uma sociedade religiosa afro-brasileira. Distribuidor de tarefas pertinentes ao Culto ao Òrìṣà. Da mesma forma, é o homem responsável pela iniciação de novos ìyáwò e pela perpetuação do àṣẹ. Popularmente conhecido no Brasil como "Pai-de-Santo".

BÀOBÁ – Do senegalês BAOBAB (*Andosonia Digitata*). Da família das Bombacáceas. Comum nas savanas africanas, de tronco excessivamente espesso, rico em reservas de água. É considerado o tronco mais grosso do mundo. Espécie de folha digitada e frutos capsulares. O mito revela que aos pés dessa árvore residem muitos Ẽgún. Talvez, por ter servido de túmulo, na antigüidade, para os habitantes que morriam na região, onde havia o Bàobá. Folhas, frutos e cascas muito usadas para diversos tipos de magia yorùbá. Esta árvore é encontrada no Rio de Janeiro, na Ilha de Paquetá, e em Pernambuco, em Jaboatão dos Guararapes.

BẸ́JẸ̀RẸ́KÙN (o mesmo que ÈRÙ) – *(Croton lobatus l., Euphorbiaceae)* – Semente de cor negra e interior vermelho, aromática. Utilizada na iniciação de ìyáwò nos cultos afrobrasileiros e, também, em defumadores. Possui a propriedade de afastar a negatividade. É também utilizada na composição do òṣú.

BOMBOJIRA – GBON-N-JIRA, divindade Bantú que assustava os viajantes nas estradas. No culto afrobrasileiro, foi assimilado como a contraparte feminina de Exu (Aiyekuru). Um dos segmentos da cultura religiosa negra que incorporou tal personagem foi o rito Angola-Conguense.

Bọ́RÍ – Literalmente, do yorùbá, Bọ́ (= adorar, louvar), ORÍ (= cabeça). Cerimônia primordial de reconhecimento do Òrìṣà pessoal, antecessora à iniciação. Visa propiciar à "Cabeça Mítica" o equilíbrio, restaurar e ampliar forças sobrenaturais, para que o indivíduo possa reconhecer-se.

BÚRÙKÚ – Do yorùbá BÚ (= absorver), RÙ (= carregar), KÚ (= morrer). Epíteto de Nãnã e Èṣù.

BÚZIOS/OWÓ IYọ – No yorùbá "OWÓ-IYO", popularmente conhecido no Brasil como "búzio". Pequena concha branco-amarelada, tendo uma parte ovalada e outra serrilhada, representando, respectivamente, o ÀIYÉ e o ÒRUN. A parte ovalada, ao ser aberta pelo homem, representa o ÀIYÉ. Também conhecido, como CAWRI. No Brasil, Sacerdotes afrobrasileiros utilizam um conjunto de dezesseis búzios para prática divinatória, regida por Èṣù. A espécie de búzio para esta prática é *Cypraea moneta.L.*

ẸBỌ – Cerimônia propiciatória que utiliza elementos dos reinos animal, vegetal e mineral, com múltiplas finalidades. Entre elas, a de agradar, apaziguar, armazenar, defender ou ofender, através de forças sobrenaturais encarregadas desta função. Termo empregado erroneamente para designar malefícios a outrem. Literalmente, significa: oferenda.

ẸFUN – Substância de origem mineral de cor branca, encontrada em forma de bola ou espiralada. Utilizada na pintura de Ìyáwò. Principal "okuta de Ọbatala". O mesmo que Caulin, argila branca, barro branco.

ẸJẸ – Palavra yorùbá que quer dizer "sangue". Emprega-se esse termo, com relativa freqüência, ao sangue dos animais sacrificados aos Òrìṣà. Fluído revitalizador e que dá continuidade ao àṣẹ.

ẸKỌ – O mesmo que "àkàsà". Mingau de farinha de milho branco, utilizado na dieta alimentar dos iniciados no culto afrobrasileiro. Primeira alimentação do dia. Adoçado com açúcar mascavo, mel de abelhas, ou não. É também comida votiva de todos os Òrìṣà e de Bàbá Ẽgún, na sua forma mais sólida, envolto em folha de bananeira aquecida ao fogo.

ẸTU – (ave galinácea) – Nome yorùbá da galinha d'Angola. Também conhecida, popularmente, como galinha-da-Índia, "estou-fraca", galinha-de-guiné. Aparecendo, também, como uma deformação genética, na cor branca, sendo oferendada a Ọbatala. A importância desta ave deve-se à lembrança do mito da ìyáwò. Sua plumagem lembra a pintura ritual dos iniciados. Por possuir uma "pirâmide" na cabeça, nos remete ao mito do artefato colocado na cabeça da ìyáwò, o òṣú. Ave que consagra, através do sacrifício ritual, a ìyáwò. Admirada por sua independência, agressividade e resistência.

ẸWỌ – Palavra de origem yorùbá que designa "interdito ritual". Revelado através do jogo divinatório, do Ikin, Òpélè ou Búzios, que uma pessoa deverá respeitar. Podendo ser determinado pelo Òrìṣà ou por Ọrúnmílà. Esses interditos podem ser temporários ou definitivos, em relação a alimentos, bebidas, atitudes, cores, etc. No culto Angola-Conguense é conhecido como kijila.

DÈNGẸ́ – Espécie de mingau, feito com farinha de milho branco, água e açúcar; típico da culinária afrobrasileira. Usado nos terreiros para alimentar o iniciado recolhido e, também, oferecido como comida votiva aos Egún Àgbà.

DOBURU – O mesmo que "guguru", do yorùbá DÙGBÒLÚ (= entrechocar-se). No Brasil, a popular pipoca, feita com um tipo de milho estourado no calor do fogo. Comida votiva, principalmente, da família da Òrìṣà Nãnã. Também conhecida como as "Flores-do-Velho". A pipoca é um símbolo de transformação largamente utilizada em Ẹbọ Ikú.

EDÙ – Em yorùbá, carvão vegetal, em pedra ou pó.

ÈGBÉ – Sociedade religiosa de origem africana, composta de homens e mulheres, com a finalidade de culto aos Òrìṣà, aos Ẽgún, etc. O mesmo que "Ilé Àṣẹ", "Terreiro" ou "Abassá".

EGBO – Milho branco, cozido, que pode ser acrescentado à diversos elementos e servido como comida votiva a quase todos os Òrìṣà. Símbolo de crescimento e multiplicidade. Comida apaziguadora. Reminiscência das comunidades agrícolas africanas.

EIYN – Literalmente, em yorùbá, "ovo". Utilizado em diversas cerimônias rituais, em comidas votivas, principalmente oferendadas ao Òrìṣà Òṣun.

ÈJÌ-LÁṢEBÒRA – Odù que, no Sistema Ifá, recebe o nome de ÌWÒRÌ MÉJÌ e é o de número três. Traz o Àbíkú, a mentira que salva, o amadurecimento das frutas, ainda na árvore.

ÈJÌ-OBGÈ – Odù do Sistema Ifá, no qual é o primeiro. Associado ao branco, à criação no mundo, aos vasos sangüíneos e aos abutres, comendo cadáveres.

ÈJÌ-ÓKÒ – O mesmo que ÒYÈKÚ, no Sistema Ifá, que vem a ser o segundo Odù. Está associado à terra, ao sepultamento, aos Òrìṣà Ókò e Ògún, à plantação e à colheita.

ÈJÌ-ÒNÍLẸ̀ – Odù associado à criação, à cor branca, ao orvalho, aos Òrìṣà Fúnfún, principalmente a Ọbàtàlá.

ÈKÉJÌ – Do yorùbá ÈKÉ (= esteio, suporte), MÉJÌ (= segundo, próximo). Nos cultos afrobrasileiros, é um cargo feminino, erroneamente considerado "mãe". É uma auxiliar do Sacerdote, para vestir o Òrìṣà, separar material ritualístico etc. Não tem legitimidade para iniciar, consagrar ou ministrar qualquer ritual dentro da cultura religiosa afrobrasileira, pois, não recebeu "Àṣẹ de Transmissão".

EKURU – Esta comida, de origem yorùbá, pode ser preparada de duas maneiras: na Nigéria, é feito com inhame cozido, amassado com óleo de dendê. No Brasil, com feijão fradinho cozido com sal, moído, e colocado na folha de bananeira, para cozinhar em banho-maria. Comida votiva dos Òrìṣà, representando prosperidade, multiplicidade, uma das comidas prediletas do Òrìṣà Ọya.

ÈLÁ – Epíteto de Òrúnmílà. Está associado à riqueza material e ao destino dos homens na sua evolução espiritual.

ÈLÉDÀ – Designativo do Òrìṣà Pessoal. O mesmo que "Òlórí".

ENI – "Esteira", em yorùbá. Artefato de palha trançada, de uso ritual ou não. Utilizada como cama, mesa, tapete, etc. Peça importante na iniciação, à qual são dedicados cânticos específicos.

EPÒ PÚPÀ – Literalmente, em yorùbá, "óleo vermelho". Extraído do pericarpo do dendezeiro (*Elaeis guineens jacy., Palmae*) em yorùbá chamado de "IGI ÒPÉ". É um dos temperos mais usados dentro da culinária afro-brasileira, sendo servido à quase todos Òrìṣà. Elemento quente, dinâmico, agilizador. Utilizado, também, no preparo de alguns AJÒBỌ́ e OJÚBỌ. O óleo de dendê também é empregado na cosmética, nas fórmulas de sabonetes de limpeza, cremes para rosto e corpo, etc. Rico em canotenóides que, se encontram na vitamina "A".

ERAN – Em yorùbá, literalmente, "carne"; especialmente as dos sacrifícios rituais, de diversos animais. Utilizada de várias maneiras, no culto aos Òrìṣà.

ERU – Do yorùbá "carga". Espécie de trouxa, contendo objetos rituais e pessoais, fios de conta, roupas rituais de um morto, etc. Este conteúdo é a finalização da cerimônia fúnebre, "Aṣeṣe", cujo procedimento junto ao oráculo irá determinar em que lugar será despachado e de que maneira.

ESE – Literalmente, em yorùbá, "pé" ou "base". LÉSÈ ÒRÌṢÀ ou LÉSÈ ẼGÚN: Expressão comumente usada nos cultos afrobrasileiros que designa: "aos pés do Òrìṣà" ou, "aos pés de Ẽgún", respectivamente.

ÈṢÙ – Divindade yorùbá. Atua como uma espécie de "embaixador" entre os homens e os Òrìṣà. Possuidor de múltiplas personalidades. Único Òrìṣà que nasce e morre com o humano, pois, cada homem tem o seu "Èṣù Individual". Erroneamente confundido com personagens de outras mitologias.

ETUTU – "Oferenda de Apaziguamento" aos Òrìṣà através de comidas votivas. Do yorùbá, "TUTU" (fresco, frio).

FITILA – Em yorùbá, "lâmpada, lamparina, vela". Pequenas torcidas de algodão em rama, embebidas em óleo de dendê, orí, manteiga de cacau derretida, azeite doce, óleo mineral, etc. Usadas, na Nigéria, para iluminar os Ajòbó e/ou Ojúbò dos Òrìṣà e, também, as residências em comunidades. Fitila significa "vela" como designação genérica.

O USO MÁGICO E TERAPÊUTICO DO SABÃO-DA-COSTA

FÚNFÚN – Palavra yorùbá que significa "branco". Utilizada comumente para definir categoria dos Òrìṣà da Criação (= Òrìṣà Fúnfún). Refere-se aos antepassados, à anterioridade dos Òrìṣà Irúnmálè.

GBĘ́RĘ́ – Incisões rituais feitas no momento da iniciação no Culto ao Òrìṣà; principalmente no alto da cabeça do iniciado(a) e em algumas outras partes do corpo. Também usadas para "fechamento do corpo" contra acidentes, inveja e para proteção. Outros "gbę́rę́" são feitos para: abertura de caminho, atrair o ser amado, etc. Após as incisões feitas, são impregnadas de "ebú". "Gbę́rę́", também conhecido como "cura" nos cultos afrobrasileiros.

GINSENG – (*Panax ginseng*) – Raiz, originária da Ásia, de sabor forte, telúrica. Utilizada em diversos medicamentos energéticos.

ÌBÉJÌ – Do yorùbá ÌBÍ (= Nascimento), ÈJÌ (= Dois, parto de dois). Divindade yorùbá de grande representatividade, representado de forma antropomórfica, como gêmeos. Sua representação é feita através de duas esculturas de madeira. Erroneamente cultuados como "wéré" (erè, Crianças Suaves).

IBÚÀLÁMÒ – Òrìṣà yorùbá, também conhecido como "ERINLÈ". Segundo o mito, um tipo de caçador; marido de Òṣun. Apresenta-se coberto de ráfia africana e tem estreita ligação com Obaluaiye. Do Yorùbá, "Ibúàlámò" (= a parte mais profunda do rio).

IFÁ – Sistema de divinação utilizado pelos Bàbáláwò, através do Ikin ou Òpélè, que fazem culto a Òrúnmílà.

IFÈ – Literalmente, em yorùbá, "amor" ou "fé", verbo querer. Fẹ́, verbo amar, gostar.

ÌGBÁ – Cabaça, fruto do Cabaceiro (*Cucurbita lagenaria l ou Lagenaria vulgaris*), da família das *Cucurbitaceae*. Muito usada nos cultos afrobrasileiros como recipientes para acondicionar comidas e bebidas votivas para os Òrìṣà. Base para Ajọbọ́ e Ojúbọ̀. "Cuia para Banho", quando secas e esvaziadas. Na sua forma natural, a "Cabaça com Pescoço" é usada como instrumento musical, ritualístico ou profano; revestida com uma rede de contas ou sementes. Também é tida como "ṢERE ṢÀNGÓ", instrumento principal deste Òrìṣà. A cabaça também é chamada de "ADÒ", quando pequena, para acondicionar pós e preparados mágicos.

IGBIN – Molusco gasterópode utilizado nos cultos afrobrasileiros como principal animal de sacrifício a Ọbatala. Conhecido popularmente como "Boi de Òṣàlà", cujo sangue branco é empregado em determinados rituais mágicos para energizar e acalmar.

ÌKÁ – No Sistema Ifá vem a ser o décimo primeiro Odù, associado à criação dos portos, à refrigeração e à pesca. Traz o Òrìṣà Òṣúmárè. Expressão utilizada nos Candomblés para designar o ato masculino de prosternar-se diante dos Òrìṣà e dignatários do culto.

ÌKÁ-BÀRÀ – Indica disputa familiar, inimigos, medo, aborrecimento com o sexo oposto.

IKÁNBÙRÚKÚ – Expressão popular, de origem yorùbá, que define uma categoria de Egún malévolo, que dificulta o caminho de uma pessoa e pode ser despachado através de ritos próprios. Refere-se, de forma popular, também, a uma pessoa indesejável, má; por exemplo: "Fulano é um **ikamburukú**". Do **yorùbá Òkán** (= coração), **Bùrù** (= mal), **Ikú** (= morte).

IKIN – Literalmente, em **yorùbá**, "caroço do dendezeiro". Usado pelo **Bàbáláwò** para adivinhação, em número de dezesseis e mais cinco de reserva como testemunhas, no Sistema **Ifá**, perfazendo vinte e um caroços de dendê.

IKODIDẸ – Pena vermelha, usada pelos **ìyáwò**, presa à testa por uma trancinha de palha da costa. Símbolo de fecundação. Retirada do pássaro africano **ODIDẸ**, cuja cor de suas penas é o cinza e somente as que estão localizadas no seu peito é que possuem a tonalidade vermelha.

ÌKÚ – Do **yorùbá IKÚ** (= Morte). Deus da Morte, na mitologia **yorùbá**. Cumpridor das determinações de **Òlódùmárè** de levar or mortos do **Àyé** para o **Òrun**.

ILÉ ABÒ ÌKÚ – Expressão utilizada para designar quarto, geralmente de alvenaria, onde são cultuados os **Bàbá Ẽgún** de uma comunidade religiosa de origem **yorùbá**. Diz-se também "**ILÉ ABÒ AKÚ**", que significa cemitério.

ILÉ ÀṢẸ – Literalmente, em **yorùbá**, "Casa de **Àṣẹ**". Expressão usada para designar sociedades religiosas dos cultos afrobrasileiros. Também chamada de: Roça, Barracão, Terreiro, **Ẹgbẹ́**, Ilé ou **Abassá**.

ILEKẸ – Colar ritual feito de miçangas, contas de porcelana originárias da Europa e Ásia, representativo de um **Òrìṣà**.

Popularmente conhecido como "guia" ou "fio-de-conta" nos cultos afrobrasileiros. Este colar é sacralizado às divindades através do sacrifício de folhas e animais. Também pode ser confeccionado com sementes, cascas, frutos secos ou ossos de animais.

ÌNÃ – Literalmente, em yorùbá, "fogo". Epíteto de Èṣù.

INKICE (N'KICE) – Do quicongo "NKISI", designativo das divindades dos cultos de origem Bantú (Angola); similar aos Òrìṣà e Vodun.

INTOTO – O mesmo que "lintonto" ou "intotu". Epíteto de Ọmọlu. Designa a parte mais profunda da terra. Culto em extinção no Brasil. O Ọmọ Intoto é iniciado dentro da terra. Alguns ritos da cultura religiosa afrobrasileira chamam de "intoto" o sacrifício cruento que fazem à terra nas grandes obrigações ao Òrìṣà Ọmọlu. Também conhecido como N'toto, N'Kice da Cultura Angola Conguense.

INÚ – Em yorùbá, literalmente, "barriga, estômago". O interior da barriga, que recebe o alimento, cujas substâncias, serão distribuídas por todo o corpo. É responsável pela manutenção do "Òrìṣà Àrá" (Òrìṣà do Corpo).

IPÓNDÀ – Epíteto de Òṣun, associada a Òdé e Ògún.

IRÉ – Expressão designativa utilizada pelo Bàbáláwò para expressar "positividade", em uma consulta ou ato religioso. Existem "Iré" de diversas categorias.

ÌRÓKÒ – (*Chlorophora, excelsa (welw) benth & hook., Moraceae*) – Divindade fitolátrica yorùbá. Morada de diversas outras divindades, inclusive dos espíritos Àbíkú. Devido à sua importância em algumas regiões yorùbá, essa árvore de grande valor religioso e terapêutico é protegida pela Guarda Florestal. Suas folhas são grandes, verde escuro e aveludadas. Considerado também como deus das Hemorragias. Se uma pessoa está bem, ao se colocar sob a sua copa, se sentirá mais energizada. Caso contrário, sentir-se-á muito mal, chegando até mesmo a "bolar". Existem poucos espécimes no Brasil. Não confundir com gameleira branca.

ÌRÒSÙN-DÍ – Neste odù nasce o amor, o comando das mulheres. Falam Èṣù e Qbatala.

ÌRÚPÌN – Cerimônia, realizada no Candomblé Kètú, de juntar todas as comidas votivas oferendadas aos Òrìṣà e ossos de alguns animais servidos ao iniciado dentro do Hunkó, concernentes à própria iniciação no Culto aos Òrìṣà ou ao tempo de iniciado. Após o término da cerimônia, o ìrúpìn sai do Templo Sagrado num cesto de verdureiro, carregado pelo Òrìṣà Qya. Na Nigéria, o ìrúpìn acontece ao final de cada cerimônia, quando é despachado num buraco na terra, no próprio espaço onde está instalado o Ègbé ou, por vezes, queimado. Ifá pode determinar o local para despachar de forma diferente à mencionada.

IṢU – (*Dioscorea sp. Dioscoreacea*) – Tubérculo, conhecido no Brasil como inhame-da-costa. Nutritivo e saboroso. Na cultura religiosa afrobrasileira é usado como oferenda à vários Òrìṣà, como Qbatala (Festa dos Inhames Novos – na forma de purê ou de bolas); Ògún (Paliteiro d'Ògún – no qual são fincadas 43 nervuras de máríwò); Òṣun (Ipetẹ – um dos principais ingredientes). Apreciado na culinária afrobrasileira e valorado como bom depurativo do sangue.

ÌYÁ APÈTEBI – Cargo feminino no Culto a Ifá. Espécie de sacerdotisa adjunta do Bàbáláwò, que o ajuda em algumas tarefas diárias; na maioria das vezes é sua esposa. Este cargo é determinado pelo Odù Orí que a rege e ao seu Òrìṣà Òlórí. Nota-se que a incidência maior é sobre Òṣun, segundo a Tradição Religiosa Yorùbá.

IYÁLÁṢẸ – Cargo Feminino, de grande importância nos cultos afrobrasileiros. Literalmente, "Mãe de Grande Força". Cabe à Ìyáláṣẹ zelar pelo terreiro, mantendo-o em ordem; verificar se os Òrìṣà, Bàbá Ẽgún e outras energias que compõem o Templo Sagrado estão servidas devidamente; coordenar os preparativos para uma iniciação ou obrigações rituais dos Ọmọ Òrìṣà, etc.

ÌYÁLÓRÌṢÀ – Cargo feminino de dirigente espiritual de uma comunidade religiosa afrobrasileira. Responsável pela iniciação de novos ìyáwò e pela perpetuação do àṣẹ. No Brasil, este cargo é numericamente superior à sua contraparte masculina. Popularmente conhecida como "Mãe-de-Santo".

ÍYÀMÍ – Epíteto "Mãe que Engole". Usado para nomear as "Mães Ancestrais Míticas". Literalmente, em yorùbá ÌYÁ (mãe), MÍ (engolir). São representados pela cabaça (ventre) e o pássaro (elemento procriado). A mais popular é conhecida como "ÒṢÓRÒNGÀ" e uma de suas aves representativas, é a coruja.

IYẸRỌSUN – (*Baphia nitida lodd., Leguminosae Papilio noideae*) – Pó vegetal, amarelado, utilizado pelo Bàbáláwò para imprimir os odù. É também usado, em grande escala, na magia yorùbá. Em Cuba, é substituído por cascas, folhas, frutos, raízes e, também pela cabeça da cotia, recebendo o nome de "yèfá".

IYEMỌJA – Do yorùbá ÌYÁ (= Mãe), ỌMỌ (= Filho), EJA (= Peixe), literalmente "Mãe dos Filhos Peixe". Divindade yorùbá que vive nas desembocaduras dos rios, especialmente o Rio Ògún, na Nigéria. Considerada a "Dona de todas as Cabeças Míticas". Patrocina a procriação e a gestação. Na mitologia yorùbá, surge como mãe de 15 deuses e é a esposa preferida de Ọbatala.

JÀGÚNJÀGÚN – Epíteto de Ògún. Espírito Aguerrido.

KÁRÀ – (*Dicrostachys cinerea (l.) wight & arn. Leguminosae mimosoideae*) – Tubérculo nutritivo e saboroso; similar ao IṢU. Também usado na cultura e culinária afro-brasileira para os mesmos fins.

KEKERE – Literalmente, em yorùbá, "pequeno(a)".

KÓLÒBÒ ou KÓLÒGBÓ – Palavra yorùbá que designa "pequeno vasilhame". De barro vermelho, forma arredondada e funda, usado nos cultos afrobrasileiros para acondicionar comidas ou bebidas votivas, oferendadas aos Òrìṣà (ou outros preparados mágicos, para diversas finalidades). "KÓLÒGBÓ", é a grafia mais correta.

FERNANDEZ PORTUGAL FILHO

KÒSÍPÀLÁRÀ – "Cerimônia de despojo" de influências negativas. Constituída de diversos elementos que possibilitam a limpeza do corpo etérico do indivíduo, livrando-o de energias deletérias. Popularmente conhecido como "sacudimento", é o ritual para desvitimar.

LÈLÈKUN – Pequena semente aromática utilizada na culinária afrobrasileira e na preparação do òṣú, em banhos e ebu (pós mágicos).

LÓNÃ – Do yorùbá, ỌLỌ́ (= Senhor), ÒNÃ (= caminho). "Senhor do caminho", epíteto de Èṣù.

MANTEIGA DE CACAU – Substância gordurosa, de cor branco-amarelado, extraída através da pressão das sementes do cacau, de pouca consistência. Empregada nos cultos afrobrasileiros como hidratante do corpo, após banho lustral, e nas comidas votivas de quase todos os Òrìṣà, notadamente os "fúnfún". Largamente usada na indústria alimentícia, farmacêutica e cosmética.

NÃJÉ – Do yorùbá NÃ (= emprega), AJÉ (= terra vermelha usada como pintura de parede). Aqui no Brasil são peças de barro mais fino, de vários formatos, pintadas num tom vermelho-amarronzado, formando desenhos primitivos de rara beleza. Bastante usados dentro da cultura religiosa afrobrasileira como base para AJÒBỌ e OJÚBỌ, acondicionam comidas votivas oferendadas aos Òrìṣà. São vistas, também, como recipientes de comidas típicas africanas e baianas, em restaurantes. Essas peças normalmente são fabricadas no interior da Bahia e vendidas na Feira de São Joaquim, na capital Salvador.

O USO MÁGICO E TERAPÊUTICO DO SABÃO-DA-COSTA

Observação: AJÉ também significa "feiticeiras" ou "feitiçarias"; portanto, o vasilhame nãjé é usado no emprego de "feitiçaria de reversão" de uma situação.

NÃNÃ – Vodun daomeano, assimilado pela cultura yorùbá. Associado à morte, aos pântanos e à lama. Nos cultos afrobrasileiros, é tida como "avó", por ser a mais velha do panteão dos Òrìṣà. Aparece em alguns mitos como a esposa preterida de Obatala. Mãe de Ọmọlu e Òṣúmárè. Apresenta-se carregando o "ÌBÍRÍ", ferramenta que representa o "ocaso da vida" e a ausência de sexualidade. Nãnã é o único Òrìṣà que, acompanha seus ọmọ após a morte física.

ỌBALUAIYE – Divindade yorùbá, epíteto de Ọmọlu. "Senhor das Transformações" ou "Senhor e Rei da Terra".

ÒBÀRÀ – Sétimo odù no Sistema Ifá. Forma apocopada de OBA (= Rei), ÀRÁ (= corpo, Rei do Corpo). Odù associado às intrigas, às intranqüilidades e à riqueza.

ÒBÀRÀ-FÚN – Associado à Obatala, ao nervosismo, à intranqüilidade, traz a embolia no sistema circulatório cardio-vascular ou cerebral.

ÒBÀRÀ-GÚNDÀ – Neste signo, Ọya, Ògún e Ṣàngó se apresentam. Associado à ulceração dos órgãos vitais (inclusive o tumor canceroso) e às operações cirúrgicas.

ÒBÁRÀ-KÁ – Indica confiança traída, calúnia, enganos.

ÒBÀRÀ-ṢÉ – Associado aos Òrìṣà Òṣun e Ṣàngó, à fofoca, à traição.

ỌBATALA – Divindade yorùbá, patrono da criação. Deus do Branco. Senhor de Ifón. Irúnmálè. Por excelência, associado à sabedoria, à criação da pureza e da fertilidade. A arquidivindade.

Ọ̀BẸRO – Do yorùbá Ọ̀BE (= molho) e RO (= conter). Literalmente, "contém o molho". Vasilhame de barro, usado nos cultos afrobrasileiros para servir comida aos Òrìṣà, acondicionar ẹbọ e como base para o Ajọ̀bọ́. Popularmente conhecido no Brasil como "alguidar".

OBẸ̀ – Literalmente, "faca", em yorùbá (ou outro objeto perfuro-cortante).

OBÍ – (*Cola acuminata schott endl., Sterculiaceae*) – Fruto comestível. Imprescindível nos cultos afro-brasileiros, ora oferendado aos Òrìṣà, ora usado para divinação, ora usado no preparo culinário afrobrasileiro.

ÒDÀRÀ – Em yorùbá, "bom, belo, bonito". Epíteto de Èṣù.

ÒDÉ – Caçador. Palavra yorùbá que designa o culto aos Òrìṣà Òlódé (Senhor, Caçador) como Òṣóọ̀sí, Ibualamò, Erinlè etc

ÒDÍ – No Sistema Ifá, é o quarto Odù. Foi através do Odù Òdí que o homem conheceu a sepultura. Odù masculino, associado a Èṣù, à relação sexual, à acumulação de bens materiais, à cor negra, às baleias, às galinhas e às doenças no ouvido.

ODÙ – Palavra de origem yorùbá que significa "destino", entre outras definições. Sistema oracular yorùbá composto de 16 odù matrizes que determinam os Òrìṣà. Esses odù são pronunciados através de jogos divinatórios como o ÒPÈLÈ, ÌKIN-IFÁ e BÚZIOS. As matrizes se juntam e formam 256 combinações, que são os Ọmọ-Odù ou Ọmọlódù, chegando os desdobramentos a 4.096 variações. Todas estas combinações possuem um "Itàn-Ifá", fazendo referências, pertinentes aos problemas pessoais do consulente.

ODÙ MÉJÌ – Expressão utilizada para designar o odù matriz que se desdobra em outros quinze; chamados de Ọmọ Odù. Assim, o odù matriz, junto aos seus quinze Ọmọ Odù, são chamados de "Odù Méjì".

OFÀ – Literalmente em yorùbá, "flecha". Denominação dada ao instrumento usado pelos Òdé (= arco e flecha, juntos). Também conhecido, como "òdé-mata" ou "da-mata", podendo ser confeccionada em metal branco, amarelo ou em bronze.

ỌFỌ – "Conjunto de Palavras Sagradas". Recitadas, com o propósito de ativar, expandir, sacralisar um ẹbọ. Os Ọfọ, podem ser dirigidos à distintos Òrìsà; com diversos propósitos. Mas, com finalidades mágicas específicas e, dirigidas.

ÒFÚN-MÉJÌ – É o décimo-sexto odù no Sistema Ifá. Neste odù se manifestam Òrúnmílà, Ọbatala, Odùdùwà, Ẽgún e Ọya. Anuncia a morte, a maldição, o desespero, a palavra.

ÒFÚN-SÁ – Nele nasce a cirrose hepática, as ervas medicinais, sonhos freqüentes, com pessoas que já morreram.

ÒGÁ – O mesmo que ALÁGEMON ou AGEMON ou AGEMO - em yorùbá, "camaleão" (ou lagarto). Réptil lacertílio, da família dos camaleontídeos, principalmente os *"Chamaleo L."*. Existente na Europa Meridional e em algumas regiões da África e Ásia. Arborícolo e muda de cor. Empregado na cultura afronegra em preparados mágicos para diversas finalidades. Também cultuado como Òrìṣà em algumas regiões Yorùbá.

OGAN – Do yorùbá ÒGÁ (= chefe). Erroneamente assimilado pela cultura religiosa afrobrasileira como "Pai". A consagração de um Ogan, seja na categoria de Aṣògún ou Àlábé, não lhe dá legitimidade para consagrar, iniciar ou ministrar qualquer ritual dentro do Culto aos Òrìṣà, pois não recebeu "Àṣẹ de Transmissão". Não existe, na Tradicional Religião Yorùbá, o cargo de Ogan. Ele é auxiliar do sacerdote.

OGBÈ-FÚN – Na classificação do Sistema Ifá é o trigésimo primeiro Odù. Associado à Ọbatala, Odùdùwà, Iyèwà. Neste signo nasce o medo e fala do poente.

OGBÈ-GÚNDÀ – Èṣù, Ògún e Òdé se manifestam neste Odù. Associado à escandescência, ao aleijamento, à traição com repercussão trágica.

OGEDE – Literalmente, "banana", em yorùbá. Fruta tropical utilizada amassada, com óleo de dendê ou mel de abelhas, e respectivamente oferendada à Èṣù e às Òbìrìnṣà. Quando fatiada e frita no óleo de dendê, torna-se comida votiva da família mítica do Òrìṣà Òṣúmárè.

ÒGÚN – Òrìṣà yorùbá, filho de Iyẹmọja e Òranniyán. Força telúrica associada às jazidas de ferro, à metalurgia, às ferramentas e à agricultura. Òrìṣà nacional. Senhor de Iré, sua bebida preferida é o "emú".

ÒGÚNDÀ – Vem a ser, no Sistema Ifá, o nono Odù. Associado à Ògún e Şàngó; à enfermidade vaginal, à pressão alta, etc.

ÒGÚNDÀ MÉJÌ – É o nono odù no Sistema Ifá. Associado à cirurgia, às armas, ao Òrìşà Ògún, e às doenças venéreas.

ÒGÚNTÈ – Epíteto de Iyemọja, associada a Ògún.

ỌJA – Extensão de tecido, geralmente colorido, que os iniciados utilizam para cobrir a cabeça. Também usado, na cor branca, para circundar o tronco das "Árvores Sagradas", morada dos Òrìşà fitolátricos.

OJÚBỌ – Literalmente, em yorùbá, OJÚ (= olho), BỌ (= adorar), "Olhos de Adoração". Assentamento público ou coletivo de uma divindade, no qual os devotos fazem culto.

ÒKÀNRÁN – No Sistema Ifá, é o oitavo odù. Associado a Èşù, às contradições, às traições, às cicatrizações das feridas.

ÒKÀNRÀN-DÍ – Falam Iyemọja e Èşù. Indica caminho de viagem a outro país. Fala em oferendar Ẽgún. Tendência à oftalmopatia.

ÒKÀNRÀN-SÁ – Associado às emboscadas, à sepultura, à morte.

ÒKÀNRÀN-WÒRÌN ou ÒKÀNRÀN-WÒNRÌN – Associado à impotência masculina, à tragédia no Tempo Sagrado, a Èşù e ao recebimento de herança.

ÒKÀRÁN-ŞÉ – Indica a inveja, provocando a traição. Nele nasce a luxúria feminina. Indica adotar filho.

ÒLÓRÍ – Do yorùbá ÒLÓ (= Senhor, Dono), ORÍ (= cabeça), literalmente, "Dono da Cabeça Mítica" de uma pessoa). O mesmo que Èlédà. As oferendas feitas ao Òrìṣà Òlórí de uma pessoa lhe proporcionarão abertura de caminho, que lhe facilitará alcançar o seu objetivo, segundo seu signo Ifá.

OLÓRUN – Do yorùbá ỌLÓ (= Senhor), ÒRUN (= céu, infinito). Deus Supremo dos Yorùbá. Criador do Céu e da Terra. O mesmo que "Òlódùmárè" ou "Èlédùmárè". O homem e a mulher foram criados por Ele, em barro. Ọbatala, seu filho, foi encarregado de insuflar-lhes a vida e dirigir o mundo. É uma divindade que não tem Ajọbọ́, Ojúbọ ou sacerdotes. Inteiramente Fúnfún. Poucos são os cânticos em louvor à essa divindade. No Brasil, essa divindade é cultuada no "Ẹ̀gbẹ́ Ifá".

ÒLÚLÁNÃ – Do yorùbá òlú (= Senhor), àlá (= cobertura), ònã (= caminho), o "Senhor que cobre o caminho". Epíteto de Bàbá Egún.

ỌMỌ – Literalmente, filho ou filha, em yorùbá. Expressão que se aplica para designar este ou aquele filho de uma divindade africana, por exemplo: Ọmọ Òṣun, Ọmọ Ọya ou Ọmọ Ògún – ou seja, filho(a) de Òṣun, filho(a) de Ọya ou filho(a) de Ògún.

ỌMỌLỌKUN – Literalmente, filho(a) de Olókun. Comida votiva, principalmente, do Òrìṣà Òṣun. Constituído de feijão fradinho, óleo de dendê, camarão seco e cebola ralada.

ỌMỌLU – Divindade yorùbá das doenças endêmicas e epidêmicas. "Deus da desintegração dos corpos". Literalmente, ỌMỌ (= Senhor), ÒLÚ (= furador).

ÒNÍLẸ̀ – Entidade sobrenatural, reproduzida materialmente por um montículo de terra no qual são oficiadas as primeiras cerimonias rituais de um terreiro yorùbá. Especialmente saudado na roda de Ṣàngó. Literalmente, em yorùbá, ÒNÍ (= Senhor), ILẸ̀ (= terra) – "Senhor da Terra". Òrìṣà ancestral.

ÒNÍRÁ – Epíteto de Ọya.

ÒNÍRÉ – Epíteto de Ògún. "Senhor de Iré".

ONJẸ – Do yorùbá ON (= som produzido ao se deglutir), JE (= comer); literalmente, "comida".

ÒPẸ́LẸ̀ (ÒPẸ́LẸ̀ IFÁ) – Do yorùbá ÒPẸ́ (= palmeira), Ẹ́LẸ̀ (= pedaço). Literalmente, "pedaço de palmeira". Artefato, eminentemente masculino, usado somente pelos Sacerdotes de Ifá. É uma espécie de colar aberto, feito com oito meias-nozes de palmeira de dendê, ou oito pedaços de casco de ajapá, ou ainda oito pedaços de cabaça; interligadas por elos de metal ou trança de palha da costa, com búzios ou miçangas. É jogado diretamente no chão, ou sobre uma eni (esteira). Literalmente, significa: "súplica à terra ancestral para revelar os segredos da criação".

ÒPÓN – Literalmente, "bandeja", em yorùbá. "tabuleiro de madeira", de formas variadas (= circular, semi circular, retangular ou quadradas), com as bordas achatadas, onde são esculpidas figuras de animais, sinais simbólicos e uma cara humana, representando Èṣù. Usado somente pelos Sacerdotes de Ifá (Bàbáláwò), que imprimem sobre ele os odù, com iyẹrọsun espalhado nesta peça., que vão aparecendo enquanto jogam o ọ̀pẹ́lẹ̀ ou os Ikin. O Ọ̀pón simboliza os quatro elementos, os quatro pontos cardiais, e o mundo.

ORÍ – (*Buty rospermum paradoxum (c.f. gaertn) hepper subsp. parkii vore africana*) "ÈMI", de cujas amêndoas dos seus frutos é tirada uma espécie de manteiga nominada em yorùbá de "ORÍ", muito usada nas comidas votivas de todos os Òrìṣà, principalmente Ọbatala, e em velas africanas. Misturada a outros ingredientes, é usada como ungüento caseiro para diversas finalidades, como por exemplo, eliminar dores por picada de mosquito, inchaços, etc. Por falta de conhecimento, em determinados terreiros o Orí é substituído, erroneamente, pelo sebo de carneiro. Popularmente, o Orí é conhecido como "Manteiga de Òṣàlà", "Manteiga de Karité" ou ainda "Limo da Costa".

ORÍ – Em yorùbá, literalmente, "cabeça" ou ORÍ INÚ (o interior da cabeça). Primeiro Òrìṣà a receber oferendas rituais, de diversos conteúdos litúrgicos, indicados por Ifá, através da cerimonia de Bọ́rí.

ORÍ RERE – Literalmente, em yorùbá, "Cabeça que contém Sorte". São pessoas possuidoras de grande sorte e que rejeitam o mal. São mais difíceis de sucumbirem às adversidades da vida. Atraem para si, normalmente, coisas boas.

ORÍKÍ – Conjunto de palavras, em louvor à um determinado Òrìṣà, falando dos seus feitos e atributos. Pode ser recitado ou cantado. Oríkí, literalmente, significa "louvação".

ORÍPÈPÈ (AWÚRÈ PÈPÈ) – (*Spilanthes filicaulis (schumach-thonn) c. d. adams, compositae*). Conhecida na região norte brasileira como "Jambu". Folha associada ao Òrìṣà Òṣun.

Possui uma pequena semente amarela que entorpece a língua e que é usado em alguns encantamentos, somente por Bàbáláwò.

ÒRÌṢÀ – Divindades do culto yorùbá. Intermediárias entre o homem e o Òrun. Alguns aparecem como forças da natureza, Ancestrais Divinizados, representações zoomórficas ou antropomórficas. Seu correspondente no Culto Angola-Conguense é o "Inkice" e, no Culto Jèjè, são chamados de "Vodun".

ÓRITA MÉTÀ – O mesmo que IKÓRITA, em yorùbá. "Encruzilhada de Três Pontas", formando a letra "T" ou a letra "Y". Local de encontro,de várias entidades sobrenaturais, sobretudo Èṣù, para distribuição de tarefas, recebimento de oferendas rituais etc.

ORÒ – Cerimonia litúrgica dos cultos afro-brasileiros, constituída de sacrifícios, cânticos apropriados e/ou comidas votivas. Na Nigéria, o culto de Orò é representado por máscaras nas Sociedades Ògbóni, Gélédé e Orò.

ORÒGBÒ – (*Garcinia kola heckel, guttiferae*) – Fruto de origem africana, largamente utilizado nos rituais afro-brasileiros, por possuir a capacidade de aumentar a vitalidade e concentração. É usado, também, no sistema divinatório. Similar ao obí. Principal fruto de Ṣàngó. Seu envoltório (casca) é marrom.

ÒRÚNMÍLÀ – Em yorùbá, contração de ÒRUN MÓN ENI TI YÍDÒ LÁ (Somente os céus sabem quem será salvo). Òrìṣà Primordial, da divinação. Também conhecido pelo nome de Ifá. É representado por dezesseis cocos de dendezeiro. Divindade tutelar dos Bàbáláwò.

ÒSÁ – É o décimo Odù no Sistema Ifá. Associado aos Òrìṣà Ọya e Iyemọja. Odù de grande importância no Culto Egúngún. Associado ao sistema imunológico e linfático do corpo humano.

ÒSÁ-BÁRÀ – Neste signo, Ọya e Ṣàngó comem juntos. Nasce a adulação. O doente obtém a cura, nasce a mediunidade.

ÒSÁ-DÍ – Associado à Iyemọja, Ọya, Ẽgúngún, Ògún, à traição, à destruição; através de ikamburukú.

ÒSÁ-FÚN – Associado a Ọbatala, Ẽgún, Ògún, à incredulidade, à falta de respeito dos mais novos para com os mais velhos.

ÒSÁNYÌN – Òrìṣà tutelar do Reino Vegetal. Associado ao universo botânico, litúrgico e medicinal. Divindade que, tal qual Èṣù, acompanha os processos divinatórios, principalmente no Sistema Ifá. Faz-se acompanhar por "ARONI", fiel companheiro que tem cabeça de cachorro e uma perna só.

ÒSÁ-RÒSÙN – Associado a Ṣàngó, às caimbras nas pernas, à circulação sangüínea.

OSOBO – Expressão comum, utilizada pelo Bàbáláwò para designar "negatividade". Existem "Osobo" de diversas categorias. Muito utilizada no culto Lucumi.

ỌSỌLÚFỌ́N – Do yorùbá ÒṢÓ (= Feiticeiro), ÒLÚ (= Senhor), FÓN (= Forma apocopada de IFÓN, cidade da Nigéria). Literalmente, "Feiticeiro, Senhor de Ifón". Um dos títulos de Ọbatala e um dos Òrìṣà mais importantes do panteão yorùbá. Irúnmàlẹ̀, filho de Olórun, de quem recebeu a incumbência de criar o mundo e os homens. Òrìṣà Fúnfún. Antropomorficamente, apresenta-se curvado; significando os anos de aprendizado constante, às experiências adquiridas, a sabedoria. Se apoia no ÒPÁṢÒRÓ, continuando a sua busca por mais experiências vividas.

ÒṢÀLÀ – Forma apocopada de "Òrìṣà N'Lá" (= Òrìṣà Grande). Epíteto de Ọbatala.

OṢẸ DÚDÚ – Literalmente, "Sabão Preto", comum nos mercados africanos. Pode ter uso profano ou ritual. Emoliente, constituído de cascas, folhas, sementes, frutos e raízes calcinadas.

ÒṢÉ – É o décimo quinto Odù no Sistema Ifá. Relacionado, principalmente, à Òrìṣà Òṣun. Neste signo nascem os abcessos naturais da terra, o parto, os ossos e as putrefações.

ÒṢÉ-FÚN – Respondem Ọbatala e Òṣun. Traz o incesto e a má digestão.

ÒṢÉ-KÁ – Associado a Òṣun, Ọlókun, Iyemoja. Traz o vício, a asma, a fratura dos ossos (membros superiores e inferiores).

ÒṢÍBÀTÀ – *(Nymphaea lottus l. nymphaeaceae)*. O mesmo que NENÚFAR ou GOLFO. Designação comum a diversas plantas na família das *Numphaeaceae*. Esta planta aquática é uma das principais da Òrìṣà Òṣun. Usada nos cultos afrobrasileiros para banhos de àṣẹ, na sacralização dos Ajòbọ́; principalmente das Àyágbà d'água, Ilẹ́kẹ́, etc.

ÒṢÓÒSÍ – O "Caçador de uma só flecha". Representativo das sobrevivências das classes agrícolas através da caça.

FERNANDEZ PORTUGAL FILHO

Solitário irmão de Ògún. Seu culto está praticamente desaparecido em território yorùbá. Teve seu apogeu quando Kètú pertencia ao território nigeriano. Em 1985, o Rei de Kètú, seguido de uma grande delegação, veio à Bahia resgatar este culto, assinando um intercâmbio cultural mútuo com a criação da "Casa do Benin", no Pelourinho (Salvador, BA).

ÒṢÚMÁRÈ – Òrìṣà zoomórfico, de origem yorùbá e múltiplos e complexos simbolismos. De liturgia escassa nos cultos de origem yorùbá. Sincretizado com o Vodun Bessén, de origem daomeana, a quem se atribui sua origem primeira.

ÒṢUN – Um dos Òrìṣà mais jovens do panteão yorùbá. Deusa do rio do mesmo nome, na localidade de Òṣógbò, na Nigéria. Òrìṣà das parturientes, das águas doces, do amor e, também, associada aos metais nobres.

ÒṢÚPÀ – Literalmente, em yorùbá, "Lua". Associada ao mistério, ao amor, ao feitiço, às Mães Ancestrais e à Òbìnrìnṣà Òṣun.

QSUN – (*Pterocarpus osun craib, leguminosae papilionoideae*) – Pó de origem vegetal, de cor vermelha, de inúmeras utilidades. Demonstrativo litúrgico de um dos três sangues principais. Alguns terreiros o substituem, em pinturas rituais, pelo urucun, largamente utilizado em cerimônias tribais indígenas.

ÒTÚRÀ-MÉJÌ – É o décimo terceiro Odù no Sistema Ifá. Neste signo nasceram as raças humanas, a cegueira, o domínio do homem sobre o animal.

ÒWÒNRÌN MÉJÌ ou ÒWÀRÌN MÉJÌ – É o sexto Odù na classificação de Ifá. Marca doenças estomacais, tumores malignos, ingratidão, o segmento das mãos e dos pés, o interior da Terra.

ÒWÒNRÌN-FÚN ou ÒWÀRÌN-FÚN – Nasceu da união dos rios com o mar. Neste signo, falam Òṣun, Èṣù e Ẽgún.

QYA – Òrìṣà yorùbá. Deusa do rio Níger ou Rio Qya (Nigéria). Divindade atmosférica, do Afefe Ìkú (Vento da Morte) e das grandes tempestades. Associada ao búfalo. Reverenciada no Culto Ẽgúngún. Principal esposa de Ṣàngó. Popularmente conhecida no Brasil através do seu epíteto, "Iyánsàn" (= Iansã), "A Senhora da Tarde".

OYIN – "Mel". Substância doce, espessa, que as abelhas formam com o pólen das flores que depositam em alvéolos apropriados. Alimento oferendado à quase todos os Òrìṣà. Em épocas remotas, somente a nobreza yorùbá tinha acesso ao mel. No culto aos Òrìṣà, é usado para adoçar, suavizar e apaziguar, alimento que nunca se deteriora.

PADÉ – Cerimônia propiciatória à Èṣù e outras entidades sobrenaturais, como as Íyàmí, com o propósito de dinamizar, armazenar e dirigir forças convenientes do Ègbẹ́. Cerimônia de grande significado ritual, constituída de aproximadamente vinte e um cânticos. Não confundir com "despachar Èṣù". Do yorùbá, ÍPÀDÉ (= Reunir com; através de). Termo popular, também empregado para designar farofa que representa o pàdé, aglutinando os grânulos da farinha de mandioca. Retorna-se aos primórdios da cultura agrícola e mítica.

PATCHOULI – Planta aromática, da família das *Labiadas*, originária da Índia, de onde é extraído essência e pó que são empregados no preparo de pós mágicos, perfume de atração, banhos de àṣẹ, defumadores, etc.

PÁTÙNWÀ – Do yorùbá: PÁ (= matar), TÙN (= propiciar), WÀ (= existir, viver). Literalmente, "matar para propiciar a existência". Amuleto usado o mais próximo possível do corpo, confeccionado com folhas, cascas, raízes, frutos, ossos de animais sacrificados e/ou minerais, e envolto em couro de animal ou tecido de algodão, de cores variadas. Este artefato tem várias finalidades: proteção física, eliminar pesadelos, propiciar sono tranqüilo, contra "OJÚKÒKÒRÒ", etc. Repulsor de energia negativa. Tem durabilidade pré-determinada e é despachado em local apropriado, indicado por Ifá.

PIṢURIN – *(Licaria puchurymajor)* – Árvore da família das *Lauraceas*, originária da floresta pluvial, cujas sementes contém um líquido volátil, rico em safrol e eugenol. Anti-séptico incolor, tem cheiro característico de cânfora. Seus frutos são utilizados, no preparo de banhos lustrais, defumadores de limpeza, atin/ebú de proteção e abertura de caminho. Também conhecido como "Noz-do-Pará".

PÚPÀ – Literalmente, em yorùbá, a "cor vermelha".

SÁÀRÁ – Cerimônia dos cultos afrobrasileiros, de origem yorùbá, na qual todos compartilham a comida servida, cuja base são as carnes dos animais sacrificados durante o período em que foram realizadas as devoções rituais.

SÁKPÀTÁ – Vodun daomeano, oriundo da região de Savalú. Chefe da família de Dambirá. O mesmo que Ọmọlu e Obaluaiye são para os yorùbá.

SANGUE DE DRAGÃO – Bálsamo (*Damemenarops draco*). Resina extraída de cocos de diferentes tipos de palmeiras. Sua cor tende ao vermelho e é um dos principais componentes do verniz. Dissolvida em álcool, enverniza vários objetos, inclusive instrumentos musicais como violão, violino e violoncelo. Nos cultos afrobrasileiros, é usado em defumadores, banhos lustrais, etc.

ṢÀNGÓ – Òrìṣà. Quarto Àláàfìn de Òyó. Eborá, de grande poder político, associado à justiça. O Edun Ara (pedra do raio) é o seu verdadeiro okuta. Sua comida votiva preferida é o "Àmàlà", à base de quiabos, que também lhe são oferendados separadamente. Sua arma é o ÒṢÉ (machado duplo). É também conhecido como "ỌBAKÒSÒ", que quer dizer "o Rei não se enforcou".

ṢONPONNÁ – Divindade yorùbá. O mesmo que ṢÒPÓNNÁ ou ṢAPANNA ou ainda ṢONPÒNNON. Òrìṣà da Terra. Causador das doenças infecciosas, acompanhadas de febres, principalmente a varíola. Òrìṣà tido como terrível, cujo nome é substituído por Ọmọlu ou Ọbaluaiye, também conhecido através de um de seus títulos "WARÍWARÙN".

VODUN – Divindade daomeana, o mesmo que Òrìṣà em yorùbá. Divindade masculina ou feminina, podendo ser velho, jovem, adulto ou criança. São agrupados em famílias ou panteãos, com características próprias. São intercessores entre o seu Deus Supremo (– "EVOVODUM" –) e, os homens, incorporados, através do transe, nas **vodunces** (= Filhas-de-Santo).

WÃJÍ – (*Indigofera anil loin, Leguminosa apilionácea*) – Pó de cor azul, usado na pintura ritual da ìyáwò quando de sua iniciação no Culto aos Òrìṣà. Empregado, também, em banhos lustrais e revitalizadores, e no uso de "pós de sortilégios".

YANGI – Literalmente, "pedra laterita", em **yorùbá**; que é encontrada no barro. No mito, é o "Primeiro Èṣù", associado à fartura, à abundância, ao dinheiro, etc.

REFERÊNCIAS BIBLIOGRÁFICAS

ABRAHAM, R. C. "Dictionary of Modern Yorùbá". Londres, Inglaterra, 1962.

ADÈSOJÍ, Michael Adèmòla. "Como os Bàbáláwò Africanos fazem seus Ẹbọ, aos Clientes, para Conseguirem seus Objetivos". Brasília, Distrito Federal: S/d. 13 pgs. - Apostila

_____. "Ifá – A Testemunha do Destino e o Antigo Oráculo da Terra de Yorùbá". Rio de Janeiro: Editora Cátedra, 1991.

ANDA, Michael O, Ph.D. "Yorùbá". New York – 1996

Anônimo. "Tratado Secreto de Oddù de Ifá". Cuba: Regla, 1995.

AUGRAS, Monique. "O Duplo e a Metamorfose": A Identidade Mítica em Comunidades Nagô. Rio de Janeiro: Editora Vozes, 1983.

AWÒLALU, J. Omosàdè. "Yorùbá Beliefs and Sacrificial Rites". Londres, Longman, 1979.

BARROS, José Flávio Pessoa de. O Segrêdo das Folhas – "Èwé: Sistema de Classificação de Vegetais no Candomblé Jêje-Nagô do Brasil". Rio de Janeiro: Editora Pallas, 1993.

BARROS, José Flávio Pessoa de e Napoleão, Eduardo. "Èwé Òrìṣà". Rio de Janeiro: Editora Bertrand, 1999.

BERKENBROCK, Volney J. "Experiências dos Orixás": Um Estudo sobre a Experiência Religiosa no Candomblé. Rio de Janeiro: Editora Vozes, 1998.

BRAGA, Júlio. "Ancestralidade afrobrasileira": O culto de Bàbá Egún. Salvador: Edições Ianamá, 1992.

_____. "A Cadeira de Ògã". E outros ensaios. Rio de Janeiro: Editora Pallas, 1999.

CACCIATORI, Olga Gudolle. "Dicionário dos cultos afrobrasileiros". Rio de Janeiro: Editora Forense, 1977.

CARVALHO, José Jorge de. "Cânticos Sagrados do Xangô do Recife". Brasília: Fundação Cultural Palmares, 1993.

DOPAMU, Prof. Dr. P. Adè. "Exú, o Inimigo Invisível do Homem". São Paulo: Editora Odùdùwà, 1990.0

DREWAL, Margaret Thompson. "Yorùbá Ritual. Performers", Play, Agency. USA: Indiana University Press, 1992.

EDWARDS, Gary e Meson, John. "Black Gods. Òrìṣà Studies in the New World". USA: 1985.

ESTRADA, Víctor Betancourt Ọmọlófalará. "El Bàbáláwò: Médico Tradicional". Havana, Cuba: Yorùbá y Santería Afro-Cubana – s/d.

FABELO, Theodoro Diaz. "Ebbó". Havana, Cuba: Inédito, 1963.

FÁTUNMBI, Awò Fálókun. "Iba ṣe Òrìṣà". New York: Original Publications, 1994.

FERREIRA, Anthony. "Ebós, Feitiços Afro-Cubanos". Editora Eco – s/d - RJ

FERRETI, Sérgio Figueiredo. "Repensando o Sincretismo". São Paulo: Edusp, 1995.

IDOWU, E. Bolaji. "Òlódùmàrè: God in Yorùbá Belief". Londres: Longmans, 1966.

IWASHITA, Pedro. "Maria e Yemanjá: Análise de um Sincretismo". São Paulo: Edições Paulinas, 1991.

O USO MÁGICO E TERAPÊUTICO DO SABÃO-DA-COSTA

JAGUN, Luiz de. "Axexe". Rio de Janeiro: Editora Renes, 1982.

LEPINE, Claude. "Contribuição ao Estudo do Sistema de Classificação dos Tipos Psicológicos no Candomblé de Salvador" - Volume 2. Tese de Doutoramento. São Paulo: USP, 1978. (inédita)

MOURA, Carlos Eugênio Marcondes (org.). "As Senhoras do Pássaro da Noite". São Paulo: Editora Axis Mundi e Edusp – Editora da Universidade de São Paulo, 1994.

_____. "Candomblé, Desvendando Identidades". São Paulo: EMW Editores, 1987.

_____. "Meu Sinal está no teu Corpo". São Paulo: Edicom/Edusp, 1989.

_____. "A Bandeira de Àláirá: Outros escritos sobre a Religião dos Orixás". São Paulo: Editora Nobel, 1982.

PORTUGAL FILHO, Fernandez. "Axé Poder dos Deuses Africanos". Rio de Janeiro: Editora Eco, s/d.

_____. "Òsáyìn, o Orixá das Folhas". Rio de Janeiro: Editora Eco, s/d.

_____. "Encanto e Magia dos Orixás no Candomblé". Rio de Janeiro: Ediouro, 1986.

_____. "Formulário Mágico e Terapêutico". Rio de Janeiro: Editora Bertrand, 1995.

_____. "Guia Prático da Língua Yorùbá em Quatro Idiomas". (Português, Espanhol, Inglês e Yorùbá). Havana: Editorial de Ciencias Sociales, 1998. Havana - Cuba

RIBEIRO, Romilda Ìyákèmi. "Alma Africana no Brasil: Os Yorùbás". São Paulo: Editora Odùdùwà, 1996.

SÀLÁMI, Sikiru (King). "Cânticos dos Orixás na África". São Paulo: Editora Odùdùwà,1991.

_____. "A Mitologia dos Orixás Africanos" – Volume I. Editora Odùdùwà, 1990.

_____. "Ògún e a palavra da dor e do júbilo entre os Yorùbá". Dissertação de Mestrado – São Paulo: USP, Editora Oduduwa.

SANTOS, Juana Elbein dos. "Os Nàgó e a Morte: Pàdé, Àṣèṣè e o Culto Egún, na Bahia". Rio de Janeiro: Editora Vozes, 1976.

SILVA, Edson Nunes da. "Sinopse Filosófica, Estrutural do Pensamento Afrobrasileiro (Eminismo)". Salvador: Departamento de Cultura, 1975.

VERGER, Pierre Fatumbi. "Artigos" – Tomo – I. Salvador: Editora Corrupio, 1992.

_____. "Orixás". São Paulo: Editora Corrupio – Círculo do Livro, 1981.

_____. "Èwé – O uso das plantas na Sociedade Yorùbá". São Paulo: Fundação Pierre Verger e Companhia das Letras, 1995.

VOGEL, Arno Vogel; Mello, Marco Antônio da Silva e Barros, José Flávio Pessoa de. Galinha D'Angola: "Iniciação e Identidade na Cultura afrobrasileira". Rio de Janeiro: Editora Pallas, 1998.

OUTRAS FONTES

Acervo patrimonial de Fernandez Portugal Filho e acervo Ẹgbẹ Awo Ọmọ Òrúnmílà Ati Bàbá Olójugbe - RJ

ENDEREÇOS ONDE O LEITOR PODERÁ OBTER INFORMAÇÕES
SOBRE CULTURA RELIGIOSA AFROBRASILEIRA
E TRADICIONAL RELIGIÃO YORÙBÁ:

EMBAIXADA DA NIGÉRIA
Setor Embaixada Norte
Av. das Nações, lote 5 Caixa Postal 03710
Brasília/DF - CEP 70800-400

Tel.:(61)3226-1717 / 3226-5616 / 3226-1870
Fax: 3224-9830 / 3224-0320

YORUBANA
Caixa Postal 40.095
CEP 20210-972 - Rio de Janeiro/RJ

Tel.: (21)3181-6022 / 3738-6132 / 99807-7594
E-mail: yorubana@globo.com
      yorubana@zipmail.com.br

CENTRO DE ESTUDOS AFRICANOS DA UNIVERSIDADE DE SÃO PAULO

Av. Prof. Luciano Gualberto, 315/1087 – Cidade Universitária - São Paulo/SP - CEP 05508-900

Tel./Fax: (11)2648-0608

CENTRO DE ESTUDOS AFRO-ORIENTAIS DA UNIVERSIDADE FEDERAL DA BAHIA

Praça Inocêncio Galvão, nº 42 – Largo 2 de Julho – Centro - Salvador/BA - CEP: 40060-055

Tel.:(71) 3322-6742

Email: ceal@ofba.com.br

FUNDAÇÃO PIERRE VERGER

2ª Travessa da Ladeira da Vila América, 6

Engenho Velho de Brotas – Vasco da Gama – Salvador/BA - CEP 40243-340

Telefax: (71) 3261-7453

E-mail: fpv@pierreverger.org

O USO MÁGICO E TERAPÊUTICO DO SABÃO-DA-COSTA

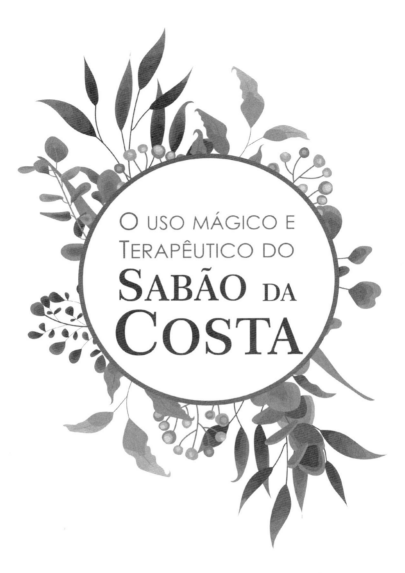

O uso mágico e terapêutico do Sabão da Costa

Uma publicação da Arole Cultural

Acesse o site
www.arolecultural.com.br